südwest

STEFAN BECKER
RAN AN DIE
HANTEL
Die besten Trainingsprogramme

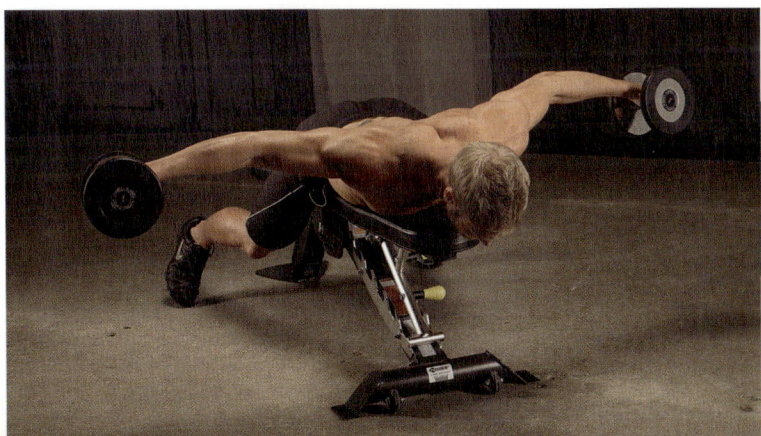

Manche Übungen fallen anfangs nicht leicht, machen aber später das Leben leichter.

Editorial

Workout macht Spaß! Das glauben Sie nicht? Sie denken an immer gleiche Übungen, an monotones Training, das auf Dauer frustriert, weil die Erfolge ausbleiben, an Training, das stresst, weil es mit Gewalt in die Enge des Alltags gepresst wird? Dann lesen Sie dieses Buch.

Monotones Training ist wie schlechter Sex – den will auch niemand. Also haben wir uns ein Konzept ausgedacht, das versucht, den Wirren des Lebens gerecht zu werden. Ob Uni, Job, Familie, Krankheit oder Urlaub: Die Gründe, sich ums Training zu drücken, sind zahlreich, alle nicht neu und halten sich hartnäckig. Dieses Buch aber zeigt Ihnen Auswege aus der Zeitfalle, es passt das Training in jedem Moment dem Leben an und entwirft keine Programme, die das Leben auf den Kopf stellen.

Dabei bedienen wir uns einer wirklich archaischen Methode – des Hanteltrainings. Freie Gewichte für Freiheit beim Training und Freiheit in den Köpfen! Denn im Unterschied zum drögen Auf und Ab oder Vor und Zurück an den Geräten, fordern freie Gewichte den ganzen Mann, sprich: Sie erfordern Willenskraft. Die Dinger in die Hand nehmen, den Körper konzentriert in Position bringen, die Übungen sauber durchführen und, wenn's in den Muskeln mal brennt, nicht gleich alles fallen lassen, sondern Zähne zusammenbeißen und zwei Wiederholungen mehr machen. Weil das gut fürs Karma ist und weil alle großen Jungs es so gemacht haben.

Gelobt sei, was hart macht – und Zeit spart!

Das Motto »Zähne zusammenbeißen und weitermachen« verrät schon einiges über den Charakter dieses Buches: Es ist zwar schwer subjektiv geprägt, greift dabei aber auf aktuelle wissenschaftliche Erkenntnisse rund um das Muskeltraining zurück. Subjektiv bedeutet, dass Sie es hier nicht mit Schreibtischtätern zu tun haben. Wir wissen, wovon wir sprechen: Alle gezeigten Übungen sind uns bestens vertraut, auch wir haben dabei unsere Favoriten und müssen Vorlieben manchmal einbremsen. Und natürlich haben wir keinen der in diesem Buch beschriebenen Fehler ausgelassen – auch für uns hieß es »learning by doing«.

Objektive Statements fließen ein, wenn verschiedene Experten erklären, wann und wie der Körper die Muskeln aufbaut, wann und warum Fett verschwindet, wieso Krafttraining dem Ausdauertraining in nichts nachsteht oder weshalb kernige Typen besser ankommen – was wir ja immer schon geahnt und gehofft hatten.

Zügig loslegen

Dieses Buch hat sich dem Wesentlichen verschrieben, d. h. Übungen und Programme für jede Lebenslage zu entwerfen. Deshalb geht es auch sofort los – Hintergründe zum Training finden Sie im hinteren Teil des Buchs. Damit können Sie Ihr Wissen entsprechend vertiefen. Starten werden wir mit der Hardware; vorab liefern wir Ihnen noch ein paar nützliche Infos zum richtigen Umgang mit den Gewichten. Hanteln sind kein Privileg der harten Jungs – aber sie machen jeden Jungen etwas härter. Automatisch. Das beginnt mit der Haltung, setzt sich über den Händedruck fort und geht bis zu einer stabilen Mitte und einem knackigen Po. Übertrieben? Kein bisschen, diese Benefits liegen in der Natur der Sache und wären gar nicht weiter erwähnenswert, würden nicht alle danach schielen.

Womit wir beim letzten Punkt angelangt wären: Garantien. Die Programme versprechen pauschal: Wer sie durchführt, wird sich besser fühlen, dynamisch und wach durch den Tag gehen, die Umwelt aufmerksam wahrnehmen und selbst mehr Aufmerksamkeit bekommen. Was völlig normal ist, denn wem gefällt, was er im Spiegel beim Hanteltraining sieht, wer sich annimmt, den mögen meist auch die anderen. Dennoch spricht dieses Buch weder der Egomanie das Wort noch dem Adonis-Komplex – auch wenn die Versuchung groß wäre. Wir wünschen uns zufriedene Freizeit-Fitness-Sportler, die anpacken, wo sie gebraucht werden, zupacken, wenn eine helfende Hand fehlt. Weil sie körperlich dazu in der Lage sind und jede kleine Anstrengung als Bereicherung des Lebens begreifen. Doch nun: Pathos beiseite und endlich »Ran an die Hantel«!

Make my Trainings-Day

Dieses Buch bietet Ihnen drei Programme zur Auswahl: »Die drei Könige«, »Die glorreichen Sieben« und »Das dreckige Dutzend«. Die Idee, die dahinter steckt, ist folgende: Wir wollen Ihnen ein Training an die Hand geben, das mit maßgeschneiderten Einheiten Ihrem Alltag gerecht wird.

Wer nur wenig Zeit hat, muss sich auf das Wesentliche konzentrieren, das Training so kompakt wie möglich gestalten und dabei auf Übungen zurückgreifen, die primär die großen Muskelgruppen – Brust, Beine, Rücken – aktivieren. »Die drei Könige« fehlen in keinem Programm, sie bilden die Basis.

Das haben wir uns übrigens nicht ausgedacht, sondern frech von den Powerliftern dieser Welt abgeschaut: Diese Helden der Maximalkraft können unglaubliche Lasten beim Bankdrücken, Kniebeugen oder Kreuzheben bewegen und erreichen diese Ziele mit einem raffinierten Mix aus Haupt- und flankierenden Nebenübungen. Ganz so kompliziert machen wir es zwar nicht, doch das Grundprinzip ist das Gleiche: Wir werden von einer starken Mitte aus die Peripherie kräftigen.

Übungen im Baukastensystem

Damit keine Langeweile aufkommt, weder für Ihren Geist noch für Ihre Muskeln, liefern wir Ihnen für jede Muskelgruppe einen Pool an Übungen und Varianten.

Ihre erste Aufgabe wird es sein, möglichst alles auszuprobieren, damit Sie sicher und ganz nach Belieben zwischen den verschiedenen Übungen wechseln können. Denn darin besteht die Stärke der Hantel: Sie ist universell einsetzbar, erlaubt Bewegungen in jedem erdenklichen Winkel und stärkt die Muskeln quantitativ und qualitativ wie kein anderes Gerät.

Wenn Sie dann doch mehr Zeit haben und Ihre Ziele etwas ehrgeiziger werden, stehen Ihnen mit den »Glorreichen Sieben« und dem »Dreckigen Dutzend« genügend weitere Übungen zur Verfügung.

Dieses Baukastensystem soll gewährleisten, dass Sie immer am Limit trainieren, denn alles darunter wäre aktive Zeitverschwendung – und genau das wollten wir doch um jeden Preis vermeiden. Wichtig dabei ist, dass Sie sich nichts vormachen und sich nicht verzetteln. Denn daran scheitern die meisten Studiobesucher: Sie wollen alles auf einmal, und das bekommen nicht einmal Profisportler auf die Reihe. Wenn Sie anfangs nur 15 Minuten Zeit haben – sei's drum: Wir machen daraus die besten 15 Minuten des Tages, und dann wollen Sie von alleine mehr.

Gern gemachte Fehler

Fehler Nummer eins – zu viele Sätze mit immer gleichen Übungen

Sieht man den Eifrigen im Fitnessstudio eine Weile zu, kristallisieren sich zwei Dinge heraus. Viele junge Kerle machen Sätze ohne Ende, hören beispielsweise mit den Bizeps-Curls erst dann auf, wenn nichts mehr geht, wenn die totale Erschöpfung herrscht und die Muskeln ob der viel zu schweren Gewichte versagen. Schleudern, schwingen, stöhnen – das hat mit Training auch optisch nur wenig zu tun, die ambitionierte bis waghalsige Zappelei ist so unökonomisch wie kontraproduktiv.

Natürlich regenerieren junge Muskeln schneller als alte, Bonus der Jugend, doch bekommen sie meist gar nicht die Zeit dazu. Darum wachsen sie, wenn überhaupt, nur relativ langsam – und umso verbissener wird dagegen angepumpt.

Falls Sie zu dieser Gruppe zählen, bitte sofort mit dem Unfug aufhören und den Trainingsumfang so wählen, wie wir ihn in den Programmen ab Seite 20 vorschlagen. Eigentlich müsste ja der Trainer im Studio auf die jungen Wilden achten, doch das ist ein anderes Thema.

Zum tieferen Verständnis lesen Sie dann die Kapitel zum Muskelwachstum (siehe S. 100ff.) sowie zur Regeneration (siehe S. 108ff.), und alles wird gut. Natürlich soll jeder seine eigenen Erfahrungen machen und sich nach seiner Façon glücklich hanteln. Aber dennoch: Denken Sie bitte immer an das zwar häufig zitierte, an dieser Stelle aber sehr sinnvolle Motto: »Weniger ist mehr«.

> Zugegeben: Den gleichen Blödsinn haben wir in jungen Jahren auch gemacht. Hoch motiviert war jeder Muskelkater Anlass, gleich wieder ins Studio zu rennen. Pausen waren etwas für Schwächlinge.

Fehler Nummer zwei – nur die Stärken trainieren

Das Zweite, was einem im Fitnessstudio auffällt, ist, dass viele Sportler immer die gleichen Muskeln trainieren – ein Klassiker ist z. B. das Bankdrücken für die Brust. Unbestritten eine der besten Übungen überhaupt, auch bei uns steht sie ganz oben auf der Liste. Aber haben Sie auch mal einen Blick auf die Beinchen dieser Superpumper geworfen? Da drängen sich Vergleiche mit den Gladiatoren in den Asterix-Comics auf: Von der Taille abwärts geht's wirklich bergab, traurig bis komisch.

Daher unser Appell: Trainieren Sie gerade die Schwächen, und Sie werden doppelt davon profitieren. Bauch und Beine machen das Leben um vieles leichter, so sie denn gut trainiert sind, und sie toppen die gesundheitlichen Benefits einer breiten Brust bei Weitem. Für welches Programm Sie sich auch entscheiden: Um die Übungen für Bauch und Beine kommen Sie nicht herum. Aber das wollen Sie auch gar nicht, wenn Sie erst einmal gelesen haben, was eine ordentliche Kniebeuge alles bewirken kann oder warum auch Anfang des 21. Jahrhunderts die oft verschmähten Sit-ups ein Muss sind.

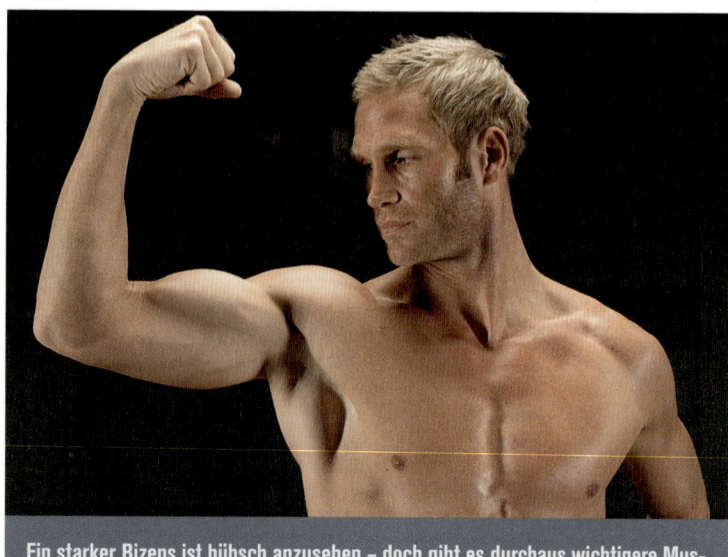

Ein starker Bizeps ist hübsch anzusehen – doch gibt es durchaus wichtigere Muskeln, die nachhaltig nützen, weil sie ständig im Einsatz sind.

Reizvolles Training

Auf den folgenden Seiten finden Sie alle Hantelübungen, hübsch sortiert nach Muskelgruppen und Bedeutung für den Alltag. Die einzelnen Übungen bieten wir Ihnen in verschiedenen Varianten zum Nachturnen an, damit es Ihnen beim Workout auch bestimmt nicht langweilig wird.

Muskeln wollen gereizt werden, nur darum geht es; fehlen diese Reize, passiert im besten Fall nichts, im schlimmsten Fall bauen Sie in fortgeschrittenem Alter körperlich ab – und mit »fortgeschrittenem Alter« beziehen wir uns nicht auf die letzten real existierenden Rentenempfänger, sondern auf Leute jenseits der 20 und knapp unter der 30! Doch keine Sorge: Mit diesem Buch droht Ihnen eher eine Reizüberflutung – hinsichtlich der Muskeln die einzig nachhaltig wirksame Art, um dem Alterungsprozess Paroli zu bieten.

> Je früher Sie mit dem Training beginnen, desto besser. Ein einmal richtig trainierter Muskel hat etwas von einem Elefanten: Er vergisst nie.

Weg vom Hau-drauf-Image

Die Übungen sind alle ausführlich beschrieben und erklären Ihnen, worauf Sie beim Training achten sollten. Im Fall des Hanteltrainings ist dies extrem wichtig: Mit Hanteln bewegen Sie sich plötzlich im freien Raum – und Sie werden sich wundern, wie wackelig es zugehen kann, wenn nicht alle Systeme optimal synchronisiert und auf den Punkt stabil sind.

Alles reine Nervensache – Sie werden staunen, wie dosiert Sie nach einiger Zeit mit den Gewichten spielen und wie sensibel Sie zur Sache gehen. Das Bild passt nicht zum martialischen Image des Gewichttrainings? Dann denken Sie um, denn Hanteltraining erfordert viel Feinmotorik, Körperbewusstsein und auch ein hohes Maß an Koordination (siehe S. 121f.).

Zwei Universaltipps

Zwei Tipps zum Training wollen wir schon an dieser Stelle loswerden, weil sie einen allgemeinen Charakter haben, praktisch das ganze Leben begleiten und einen großen Einfluss auf unser Wohlbefinden haben: Körperhaltung und Atmung.

Körperhaltung

Beginnen wir mit den äußeren Werten. Die Körperhaltung der meisten Zeitgenossen ist katastrophal, ob das nun am Bürojob liegt oder am vielen Autofahren. Die meisten Schultern hängen nach vorn, der obere Rücken ist rund, der Po kippt nach hinten, und der Rücken fällt ins Hohlkreuz. Wie soll jemand derart vorbelastet im Studio eine gute Figur machen, nur weil er dort eine Turnhose trägt?

Eine gute Figur machen Sie nur, wenn Sie eine gute Körperhaltung haben und die Übungen mit viel Disziplin kontrolliert ausführen. Gewichte spielen dabei anfangs keine Rolle, die Aufmerksamkeit gilt allein dem Spiegelbild. Denn Spiegel in Fitnessstudios dienen nicht der Eitelkeit, sondern primär der Kontrolle von Körperhaltung und Bewegung. Später wirkt das »Spieglein, Spieglein an der Wand« natürlich auch motivierend.

Atmung

Wenn Sie nun die richtige Haltung eingenommen haben und sich korrekt bewegen, kann es doch einmal vorkommen, dass Ihnen die Luft wegbleibt – weil Sie für die Dauer der Belastung den Atem angehalten haben. Auch aus sportmedizinischer Sicht ist das eher ungünstig, denn um Energie bereitstellen zu können, brauchen Muskeln Sauerstoff. Bekommen sie keinen, produzieren sie vermehrt Milchsäure, und diese wiederum verursacht bei fortgesetzter dynamischer oder statischer Belastung der Muskulatur Schmerzen – der Muskel brennt. Und früher oder später brennt er auch, wenn Sie artig atmen und schwer trainieren; dann kommt der Körper mit der lokalen Sauerstoffversorgung und dem nicht minder wichtigen Abtransport des Kohlendioxids einfach nicht hinterher.

> Das richtige Atmen können Sie sich auch bei Boxern abschauen: Sie atmen aus, wenn die Faust vorschnellt. Üben Sie das auch – nur schön ruhig und tief.

Die Ausatmung macht's

Bei vielen Trainierenden bietet sich auch folgendes Bild: Sie atmen brusttief ein, dabei heben sich die Schultern gewaltig; beim Ausatmen wird die Luft dann keuchend aus der Kehle gepresst, die Schultern senken sich wieder – und das war's.

Nun hätten wir gern, dass Sie die Prioritäten anders setzen und mehr auf das Ausatmen achten. Der Körper holt sich schon rein reflektorisch genug Luft, was Sie allerdings optimieren können und sollten, wenn Sie tief in den Bauch atmen (siehe unten).

Bleibt noch die Frage nach der passenden Bewegung zum Atemzug. Wir empfehlen die Kombination von Kontraktion (Anspannung) und Ausatmen. Zum einen können Sie dann mit der Belastung einen

Bauchatmung

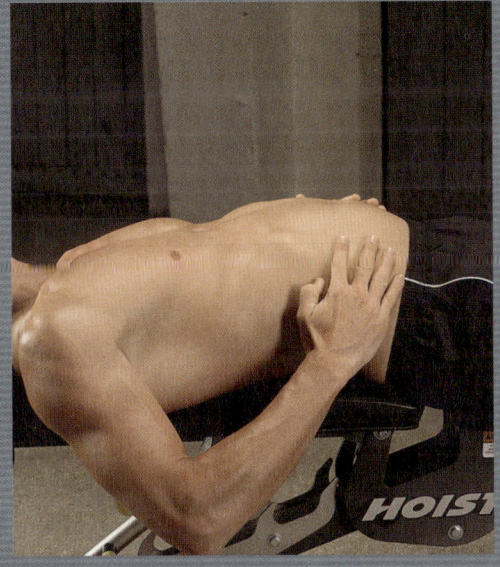
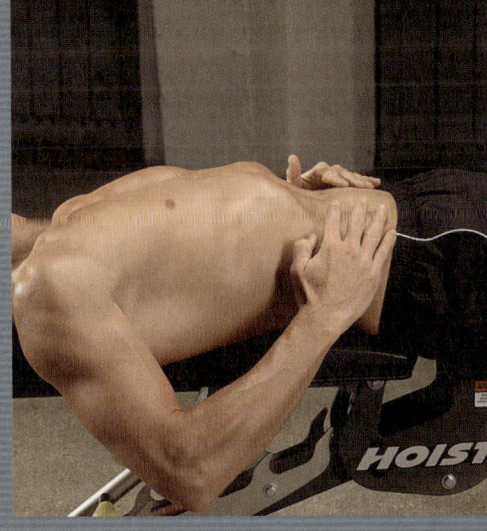

Atmen Sie bei den Übungen wenn möglich durch die Nase – Sie atmen dadurch ruhiger. Probieren Sie die Bauchatmung aus: Legen Sie sich entspannt auf eine Flachbank und atmen Sie tief ein und aus. Legen Sie eine Hand auf den Bauch und spüren Sie, wie sich die Bauchdecke beim Einatmen hebt und beim Ausatmen senkt, wenn Sie die Bauchmuskeln richtig einziehen. Damit trainieren Sie gleichzeitig auch die Zwerchfellmuskulatur.

Dieses bewusste Atmen eignet sich auch zum Entspannen, sei es im Büro oder auf der heimischen Couch. Sie können damit optimal neue Energie tanken. Arme und Beine werden warm, da die Durchblutung verbessert wird, die Muskeln werden besser mit Sauerstoff versorgt, Abfallprodukte wie Kohlendioxid werden schneller abgebaut. Und darauf kommt es an – die entspannenden Nebeneffekte sind eine willkommene Zugabe.

befreienden Urschrei loslassen, wie Sie ihn von Kugelstoßern oder Hammerwerfern her kennen. Früher war ein solcher Urschrei durchaus auch bei Bodybuildern üblich, bevor ein neuer Kodex zu mehr Sittlichkeit bei der Wahl der Kleidung zwang und gutturale – wenn auch ausgesprochen männliche – Laute untersagte. Sie als Freizeitsportler dürfen brüllen, wenn Sie wollen – denn damit werden Sie automatisch richtig atmen.

Zum anderen ist bei der Kombination von Kontraktion und Ausatmen der Bauch während des Ausatmens eingezogen, und damit ist die Mitte optimal stabilisiert. Wenn Sie diese Atemtechnik beherrschen, profitieren Sie davon weit über das Training hinaus. Sie müssen sich nur regelmäßig daran erinnern – ob beim Treppensteigen, beim Gang in die Mittagspause oder im Bett. Ihre Atmung begleitet Sie nun einmal das ganze Leben hindurch; wenn Sie bewusst atmen, werden Sie auch bewusster leben und besser trainieren. Und darum geht es uns.

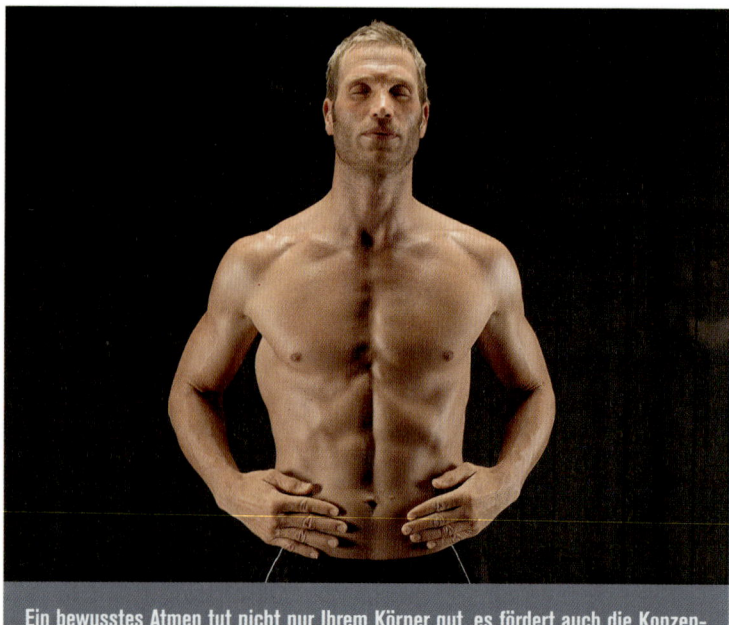

Ein bewusstes Atmen tut nicht nur Ihrem Körper gut, es fördert auch die Konzentration. Darüber hinaus wirkt es ausgesprochen entspannend.

Kurze Muskellehre

Mit den Muskeln, die Sie haben, müssen Sie zurechtkommen, nicht nur beim Workout, sondern ein Leben lang. Und das ist schon eine große Aufgabe, die viele Zeitgenossen vor eine noch größere Herausforderung stellt.

D ie 600 Skelettmuskeln, die Sie kraft Ihres Willens ansteuern können, lassen sich ganz nach Ihren Wünschen trainieren, doch müssen Sie Ihre Wünsche wiederum den Genen anpassen. Denn jeder Mensch weist ein eigenes Muskelfaserschema auf, hier herrscht muskulärer Individualismus.

Es gibt zwei Arten von Muskelfasern: Die schnell kontrahierenden werden bei der Geburt in der Farbe Weiß geliefert (Typ II), die langsam kontrahierenden in Rot (Typ I). Sie können die Muskelfasern qualitativ verändern – dazu halten Sie ja dieses Buch in Händen –, aber nicht quantitativ. Der Körper baut keine neuen Muskelfasern auf, er ersetzt lediglich beschädigte Zellen in den bestehenden Fasern (siehe S. 111) und kann deren Umfang in einem gewissen Rahmen vergrößern.

Die Sprinter dieser Welt

Kein Mensch kennt die genaue Verteilung seiner Muskelfasern, lernt sie jedoch kennen, wenn er mit dem Training beginnt. Die weißen und schnell kontrahierenden Fasern werden dick und rund und verleihen dem Sportler das athletische Aussehen; sie können in kurzer Zeit große Kräfte freisetzen, sind dafür aber auch genauso schnell platt. Sprinter sind eindrucksvolle Beispiele dafür, aber auch Gewichtheber, Boxer und Turner verfügen über diese muskuläre Prägung.

Damit sich die schnell kontrahierenden Fasern auch optimal entfalten, bedarf es der richtigen Reize. Dass dabei gern auf die Chemie zurückgegriffen wird, um den Prozess des Masse-Wachstums noch zu beschleunigen, zeigen die üblichen Dopingskandale in allen Wettkampfsportarten. Doch zurück zur Natur: Wer zu den genetischen

Wundern dieser Welt gehört und über einen viel höheren Anteil an schnell kontrahierenden Muskelfasern verfügt, muss die Hanteln meist nur ansehen, und schon schwellen Muskeln und Kraft.

Klein, aber oho!

Ist nun der Anteil langsamer Fasern größer, werden die Muskeln vom Volumen her kleiner bleiben, auch wenn Sie das gleiche Hantelprogramm absolvieren wie der Nachbar mit den schnellen Fasern. Die Natur wird sich etwas dabei gedacht haben, dass nicht alle Jungs wie Adonis herumrennen; in der freien Wildbahn geht es eben weniger um göttliche Bildhauerästhetik als vielmehr um den langfristig größeren Nutzen ausdauernder Muskeln. Aus diesem Grund können die schnellen Fasern auch in langsame Fasern umtrainiert werden, was umgekehrt nicht geht. Machen Sie das Beste aus dem Potenzial, das Sie mit in die Wiege gelegt bekommen haben.

Kleines Glossar des Krafttrainings

Auch die großen Weisheiten der Trainingslehre wollen wir Ihnen auf keinen Fall vorenthalten, denn früher oder später werden Sie im Fitnessstudio sowieso mit dem Vokabular konfrontiert. Da sind zum einen die Methoden: Sobald Sie eine Hantel packen und loslegen, stellt sich die Frage, ob das Heben nun der Schnellkraft, der Kraftausdauer, der Maximalkraft oder etwa nur dem Muskelaufbau dient. Wobei dem reinen Muskelaufbau als Ziel des Gewichtshebens oft etwas Unsportliches anhaftet – hier wird unterstellt, es gehe nur ums Ego, und das Hanteltraining sei reiner Selbstzweck. Und wenn schon: Hauptsache, es macht Spaß, und schließlich hat auch das Pumpen um des Pumpens willen eine ganze Reihe positiver Effekte.

Maximalkraft, Kraftausdauer, Schnellkraft

Um sein gesamtes Potenzial zu entfalten, braucht der Muskel stetig Reize und davon möglichst unterschiedliche. Auch dies hängt mit der Ökonomie des Körpers zusammen: Er aktiviert nur so viele Muskelfasern wie für die Aufgabe nötig.

Wenn Sie eine Hantel langsam auf und ab bewegen und das hundertmal, arbeiten nur ein paar langsame Fasern. Erhöhen Sie jetzt das Gewicht und trainieren subjektiv »schwer«, muss der Körper Fasern dazuschalten. Die starken und schnell kontrahierenden Fasern reihen sich nun mit ein und ziehen mit, aber wiederum nur so viele wie nötig. Erhöhen Sie jetzt das Tempo, reagieren die Muskeln ebenfalls darauf und passen sich wieder an, so gut es geht.

Dieses Reiz-Reaktions-Schema wiederholen Sie nun mit jeder weiteren Übung und Trainingseinheit; Sie werden von Mal zu Mal stärker. Oder anders formuliert: Ihre Maximalkraft nimmt zu. Sie ist sozusagen die ultimative Größe, schwebt über allem und wird meist als statischer Druck oder Zug an einer Messstation oder durch das einmalige Bewegen einer maximalen Last ermittelt.

Wenn es Ihnen also beim Bankdrücken einmalig gelingt, 100 Kilogramm zu stemmen, wäre das der Wert für die Maximalkraft der Brustmuskulatur; davon ausgehend, ermittelt man nun alle weiteren Werte prozentual:

- So arbeitet z. B. die Kraftausdauer-Methode mit Widerständen von 45 bis 50 Prozent und 30 bis 50 Wiederholungen.
- Die Schnellkraft-Methode arbeitet mit Widerständen von 50 bis 55 Prozent und 3 bis 5 explosiven Wiederholungen.
- Die Methode zum Muskelaufbau wählt den engsten Bereich, zwischen 70 und 85 Prozent der Maximalkraft, und kann den Muskel bis zur Erschöpfung trainieren – was aber eine längere Regeneration erfordert.

Auch diese Angaben sind also relativ; am Ende muss jeder für sich das Passende herausfinden – passend zu Typ, Ziel und Alltag. Damit es einfach bleibt, arbeiten wir mit Wiederholungszahlen, und die Prozentrechnung müssen Sie nur einmal beherrschen.

Wiederholungen

Eine Trainingsvariable ist die Zahl der Wiederholungen; sie sagt aus, wie oft Sie das Gewicht pausenlos bewegen sollten, bevor sich der Muskel erholen darf. Für den klassischen Muskelaufbau lautet die Ansage meist 8 bis 12 Wiederholungen, selbstständig und sauber trainiert, entsprechend wird das Gewicht dazu gewählt.

Die Wiederholung besteht aus zwei Phasen: der konzentrischen, wenn der Muskel kontrahiert, und der exzentrischen, wenn der Muskel der Last wieder nachgibt und gedehnt wird. Für den Muskelaufbau ist die exzentrische Phase wichtiger als die konzentrische, weil dann alle Fasern an einem Strang ziehen. In der konzentrischen Phase werden rasend schnell, aber hübsch der Reihe nach so viele Muskelfasern wie nötig aktiviert. Beim anschließenden langsamen Herunterlassen des Gewichts werden die immer noch kontrahierenden Fasern gegen ihren Willen gedehnt; reflexartig mobilisiert der Muskel weitere Einheiten, um den Prozess zu bewältigen. Das macht die exzentrische Phase so kostbar – wenn die Intensität stimmt. Je höher die Intensität, desto schwerer ist das Gewicht oder wird entsprechend schwer empfunden.

Sätze

Eine weitere Variable sind die Sätze. Als Satz wird die Zahl der pausenlos aufeinander folgenden Wiederholungen einer Übung bezeichnet. Je nach Konzept folgt nach dem Satz eine Pause, um sich für den nächsten Satz zu erholen, oder es geht gleich mit dem Satz einer anderen Übung weiter.

Die richtige Zahl der Sätze ist ebenfalls eine Wissenschaft für sich. Mittlerweile gibt es genug Studien, die auch den Erfolg eines Einsatztrainings dokumentieren. Als Vater der Variante gilt der Schweizer Fitnessunternehmer Werner Kieser, in seinen Studios wird das Konzept erfolgreich praktiziert. Auch die beiden Gurus der deutschen Fitnessforschung, Wend Uwe Boeckh-Behrens und Wolfgang Buskies, belegen mit eigenen Zahlen die Effizienz eines Einsatztrainings im Vergleich zum Mehrsatztraining.

Doch muss dabei immer berücksichtigt werden, wer in seinem Workout nur einen Satz pro Übung macht – ob Anfänger oder Fortgeschrittener – und welche Ziele damit verfolgt werden. Ein komplexes Problem, das wir elegant lösen wollen, indem wir das Einsatzkonzept logischerweise nur im minimalistischen Zirkelprogramm anbieten und es ansonsten zugunsten verschiedener Übungen für den gleichen Muskel variieren. Am Ende ist alles wieder eine Frage der Zeit.

Umfang

Mit Umfang ist nicht der des Muskels, sondern die summierte Belastung pro Workout gemeint. Da bieten wir Ihnen die ganze Palette. Wenn Sie die »Drei Könige« wählen, sieht das erst einmal nach wenig aus: drei mickrige Übungen, ein insgesamt bescheidener Umfang. Den können Sie jedoch nach Belieben steigern, wenn Sie von den verschiedenen Übungen ein paar Sätze mehr machen. Dann wächst der Umfang enorm, denn rein rechnerisch zählt die Summe der insgesamt bewältigten Kilos – und Bankdrücken, Kniebeuge und Kreuzheben bedeuten allein schon Eisen ohne Ende. Sie können natürlich auch mit einem Programm der »Glorreichen Sieben« einsteigen, entweder als flotter Zirkel oder umfangreiches Workout.

Häufigkeit

Hinter dem Begriff der »Häufigkeit« verbirgt sich die Zahl der Workouts pro Woche – klingt nicht aufregend, ist aber hochspannend. Denn dahinter stehen auch folgende Fragen: Was bringt ein Training pro Woche? Bringt es überhaupt etwas? Kann es die bestehende Leistung erhalten, und wenn ja, wie lange? Denn wir werden ja nicht von alleine stärker. Was erreichen zwei Workouts wöchentlich? Sind vier nicht schon wieder zu viel angesichts der notwendigen Erholungsphasen? Generell kann man natürlich sagen: Einmal ist besser als keinmal, und jedes weitere Mal pusht die Leistung.

Kontinuität

Die letzte hier vorgestellte Trainingsvariable scheint die wichtigste von allen zu sein: die Kontinuität gemäß dem Motto: »mäßig, aber regelmäßig«. Zu diesem Ergebnis kamen ebenfalls die beiden »Muskelmänner« Buskies und Boeckh-Behrens, und daran orientieren sich auch die Empfehlungen in diesem Buch. Wir wollen Exzesse vermeiden und keine utopischen Übungsreigen komponieren; Basis bleibt immer die Machbarkeit. Doch wir möchten auch, dass Sie die Fülle der Übungen kennenlernen und sich etwas trauen. Verlassen Sie vertraute Pfade – sprich: vertraute Maschinen – doch einmal und packen Sie richtig zu. Los geht's.

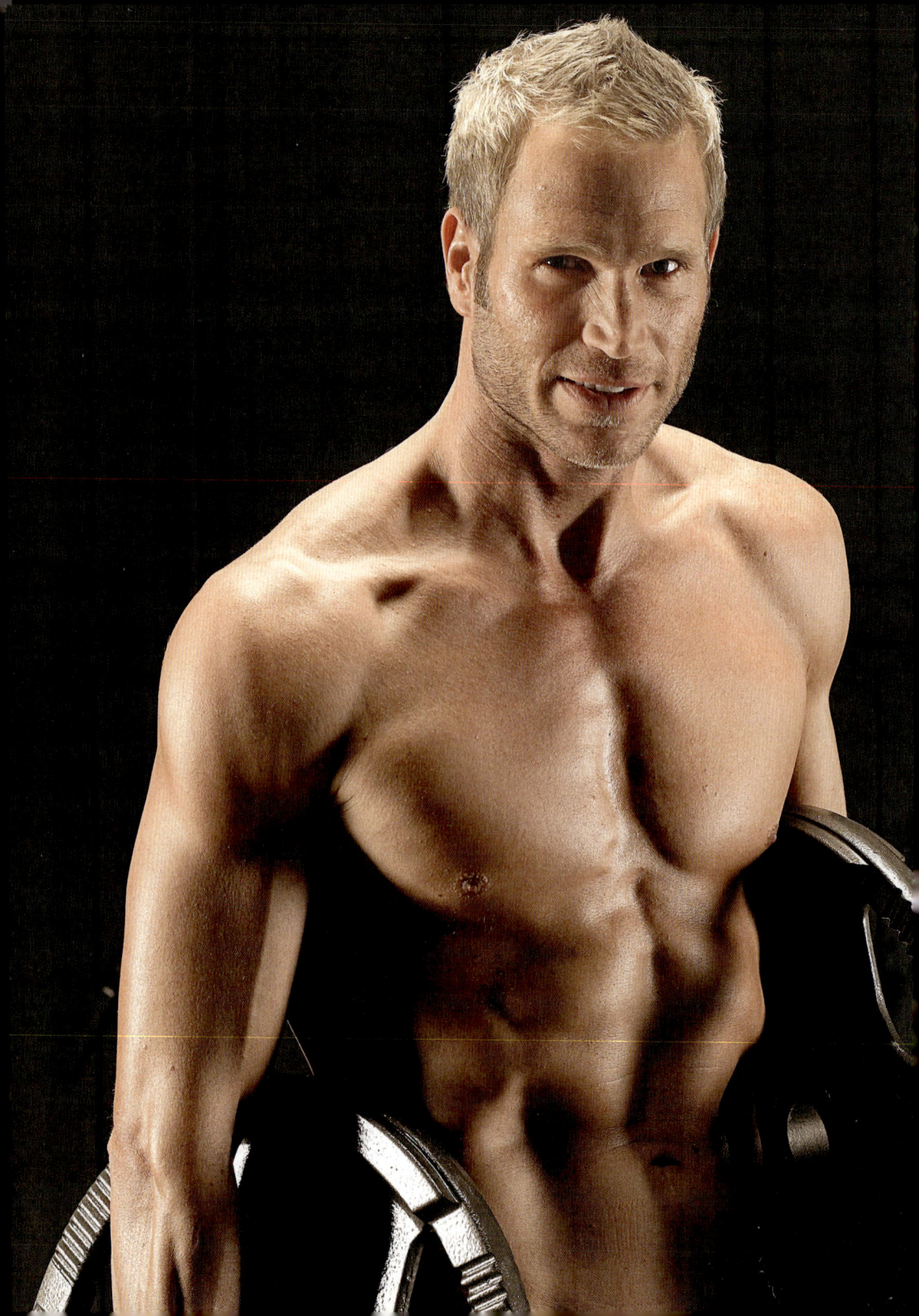

Die drei Könige

Im Folgenden dürfen wir Sie mit den »Majestäten« des Hanteltrainings bekannt machen – mit den drei großen Muskelgruppen Beine, Brust und Rücken. Wenn Sie nur die größten Muskeln des Körpers regelmäßig mit den Komplexübungen trainieren, bringt Sie das schon bald in Bestform – auch optisch.

Die drei Könige

Jetzt zwingen wir Sie in die Knie – und zwar mit den besten Übungen an der Hantel! Nicht aus Gemeinheit, sondern weil Kniebeugen und Kreuzheben den Beinen richtig Beine macht. Erst wenn Sie diese Bewegungen beherrschen, machen Sie echtes Krafttraining.

D as klingt eventuell etwas überheblich, und natürlich freut es uns auch, wenn Sie sich eine Hantel schnappen und lediglich ein paar Curls absolvieren. Aber vertrauen Sie uns und den starken Männern (auch ohne Wickie …). Die »Drei Könige« stehen für die drei großen Muskelgruppen Beine, Brust und Rücken, und die wiederum werden durch die Übungsklassiker Kniebeuge, Kreuzheben und Bankdrücken repräsentiert – die Wettkampfdisziplinen des Kraftdreikampfes.

Keine Sorge: Wenn Sie das Trainingsprogramm dieses Buches absolviert haben, müssen Sie nicht in der Lage sein, Tausende von Kilos zu stemmen. Doch rundum gut trainieren heißt auch ein wenig von den Powerliftern lernen.

Schluss mit den Fitnessmärchen!

Die »Drei Könige« stehen für Komplexübungen und deren Varianten, die von Kopf bis Fuß fast jeden Muskel aktivieren und dabei so ganz nebenbei auch Herz und Kreislauf mittrainieren. Wenn Sie beispielsweise die Kniebeuge ausüben, arbeitet fast die gesamte Muskelmasse; automatisch pumpt das Herz dabei das Blut ein wenig schneller durch die Adern zu den Muskeln, damit die »Malocher« auch gut versorgt werden.

Richtig rackern müssen allerdings die Beine und der Po – sie bewältigen die Last –, und auch der Rücken steht unter Spannung und stabilisiert die Bewegung zusammen mit dem Bauch. Die Schultern tragen die Last, die Arme halten sie in der Waage – besser geht's wirklich nicht.

Hohlkreuz, Fußspitzen & Co.

Das Hohlkreuz, das Sie bei der Kniebeuge machen sollen, wird Ihnen zunächst einmal spanisch vorkommen. Nie soll man eins machen, und plötzlich wird es verlangt – kann das denn gut sein?

Und vielleicht haben Sie im Fitnessstudio und aus anderen Büchern wiederholt gelernt, dass die Knie nur bis zum rechten Winkel zwischen Ober- und Unterschenkel gebeugt werden dürfen, richtig? Leider falsch. Kniebeugen können dem Knie tatsächlich schaden – vorausgesetzt, die Bewegung wird genau an dieser Stelle gestoppt, im kritischen 90-Grad-Winkel. Denn paradoxerweise herrschen genau an diesem Punkt die ungünstigsten Hebelver-

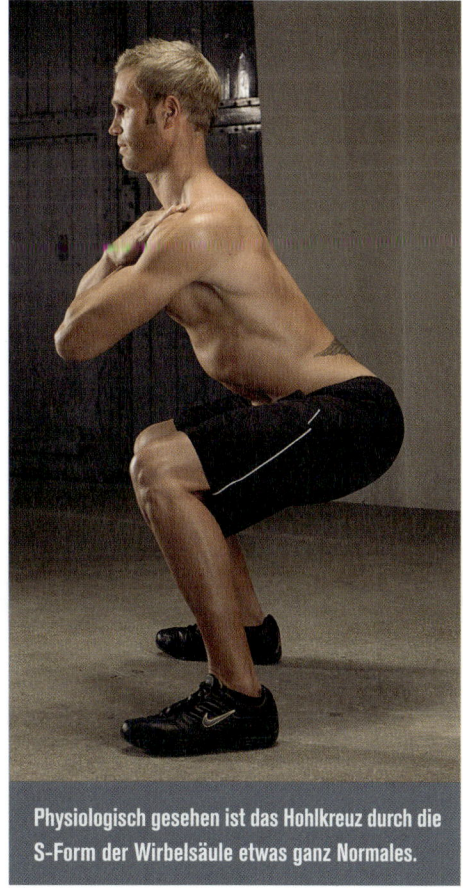

hältnisse: Der Lastarm des Oberschenkels ist am längsten, und die auf das Knie wirkenden Kräfte sind am größten. Aus dieser Position heraus zu starten ist wirklich schlecht für die Knie, der Tiefstart aus der Hocke dagegen völlig unproblematisch.

Wir widmen dem kleinen Thema so viel Aufmerksamkeit, weil es sich dabei um eines der hartnäckigsten Märchen handelt, die tagtäglich in Fitnessstudios und Zeitschriften kursieren. Seien Sie ruhig skeptisch und fragen Sie Gewichtheber und Powerlifter, die ihre Knie beugen bis zum Abwinken. Oder anders herum: Haben Sie sich schon einmal gefragt, warum es das Hüftgelenk überhaupt erlaubt, dass Sie so weit nach unten kommen? Die Kniebeuge nutzt die gesamte Bewegungsamplitude – und diese Möglichkeit steht Ihnen eben auch mit Hanteln zur Verfügung.

Und noch ein Wort zum Hohlkreuz: Richtig ist, dass sehr viele Menschen mit einem Hohlkreuz herumlaufen. Das liegt aber meist daran, dass die Bauchmuskeln zu schwach sind und das Becken nicht gerade halten können, das so zwangsläufig nach vorn kippt. Das ist das »schlechte Hohlkreuz« – es kann Rücken-

Physiologisch gesehen ist das Hohlkreuz durch die S-Form der Wirbelsäule etwas ganz Normales.

schmerzen provozieren, weil die unteren Rückenstrecker in die Dauerkontraktion gezwungen werden. Wenn dann auch noch die notwendigen Trainingsreize fehlen, wird die Muskulatur kontinuierlich schwächer. Dem Problem werden wir mit dem »guten Hohlkreuz« begegnen, indem wir Bauch- und Rückenmuskeln aufbauen.

Lust statt Frust

Im Folgenden werden wir Ihnen aber auch reichlich Alternativen zu den klassischen Übungen wie der Kniebeuge liefern, damit Sie die Muskeln gezielt und sozusagen von allen Seiten aufbauen können.

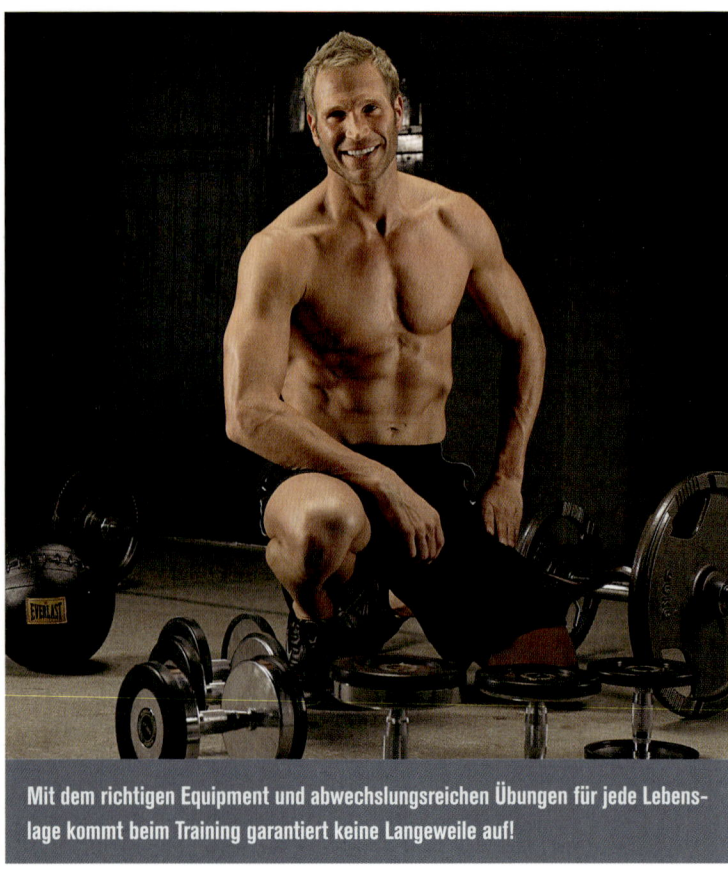

Mit dem richtigen Equipment und abwechslungsreichen Übungen für jede Lebenslage kommt beim Training garantiert keine Langeweile auf!

Auf diese Weise werden Ihnen nie die Reize ausgehen. Auf den nächsten Seiten begegnen Ihnen 20 Übungen für Beine, Rücken und Brust. Einige werden Sie kennen, andere noch nicht, und Sie werden sie in Kürze alle beherrschen. Im Anschluss an die Übungen kombinieren wir sie zu verschiedenen Programmen, passend zum Zeitbudget, zum Fitnesslevel, zur Stimmungslage und zum Aufenthaltsort. Denn es ist wenig sinnvoll, sich gegen diese Faktoren aufzulehnen – sie zu integrieren ist die Kunst im permanenten Prozess namens Fitness. Mit dieser Strategie vermeiden Sie Frust und schaffen Resultate.

Fünf freie Minuten werden Sie immer finden, selbst zwischen zwei Terminen; das reicht für drei flotte Übungen mit dem eigenen Gewicht. Ist es abends wieder zu spät fürs Studio? I-Pod auf die Ohren, Gewichte aus der Ecke geholt und zügig drei Übungen gemacht. Kommt beim Hanteln Lust auf, darf der Minizirkel auch gern wiederholt werden.

Haben Sie aber doch Zeit für eine richtige Einheit im Studio, dann gleich ran an die Gewichte! In der Reihenfolge Beine, Rücken und Brust kräftigen Sie die drei großen Muskelgruppen mit komplexen Übungen. Wie bereits erwähnt, trainieren Sie Schultern und Arme gleich mit, denn irgendwer muss die Gewichte ja bewegen bzw. halten. Dadurch tun Sie so ganz nebenbei auch noch etwas für Ihre Gesundheit, da so gut wie alle Muskelgruppen arbeiten (siehe S. 100ff.). Davon profitiert logischerweise auch die Optik: Achten Sie demnächst doch einmal verstärkt auf Ihre Haltung – äußerlich ebenso wie innerlich.

Komplexe Sache

Noch einmal zurück zur Komplexübung: Das Leben ist schon komplex genug, denken Sie vielleicht, und jetzt fangen die auch noch damit an! Keine Sorge, diese Übungen werden immer noch komplex sein und die besten der Welt, wenn sich das Wort bereits aus dem Alltag verabschiedet hat. Betrachten Sie es einfach etwas sinnlicher – Sie geben sich diesen Übungen ganz hin, mit jeder Faser der Muskulatur, und lernen sich dabei selbst besser kennen. In diversen Lebenslagen kommt Ihnen das bestimmt zugute, wenn Sie spüren, wo Sie plötzlich überall Kraft haben — dank der »Drei Könige«.

Brustmuskulatur

Bankdrücken mit der Langhantel

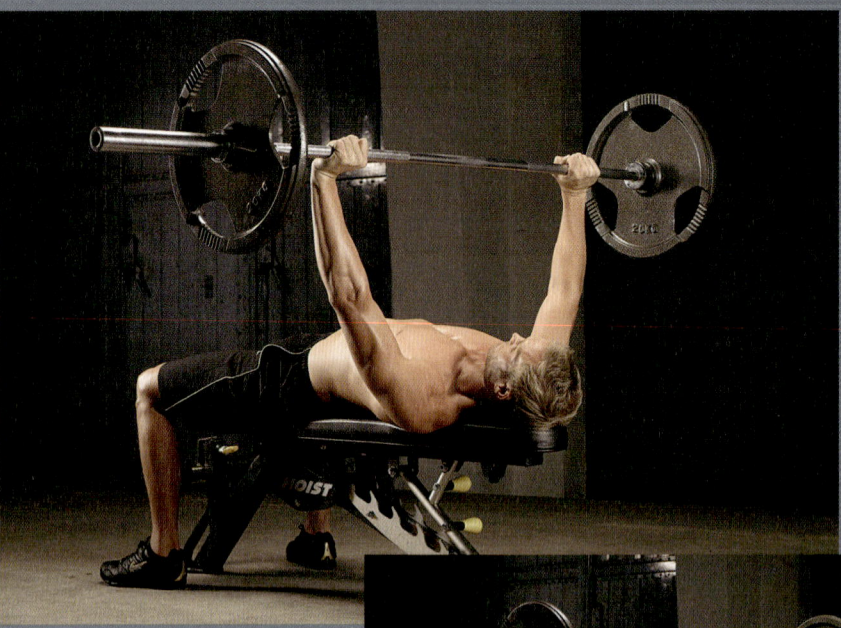

Flachbank Auf die Bank legen, auf Augenhöhe mit der Stange. Wer die Füße auf den Boden stellt, sollte dies bitte nur zur Stabilisierung der Haltung tun, um einen wackeligen Balanceakt zu vermeiden. Das Problem dabei: Wenn zum Ende der Übung in Brust und Armen die Kraft nachlässt, wird das Defizit gern mit den Beinen kompensiert, das Becken kommt hoch, der Rücken hebt ab. Das vermeiden Sie, indem Sie die Beine gleich zu Beginn der Übung anwinkeln und zur Brust ziehen. Wenn die Füße auf dem Boden stehen, müssen Po und Lendenwirbelsäule den Kontakt zur Bank halten, damit die Bogenspannung gewahrt bleibt.

Die Stange aus der Ablage heben und auf die Brust sinken lassen, dabei einatmen. Nach leichtem Kontakt die Hantel wieder in die Höhe stemmen und die Arme strecken. Aus der gestreckten Position lassen Sie die Hantel wieder ruhig herunter: Das ist die exzentrische Phase, in der die Brustmuskulatur unter Spannung gedehnt wird – optimal für den Muskelaufbau.

26

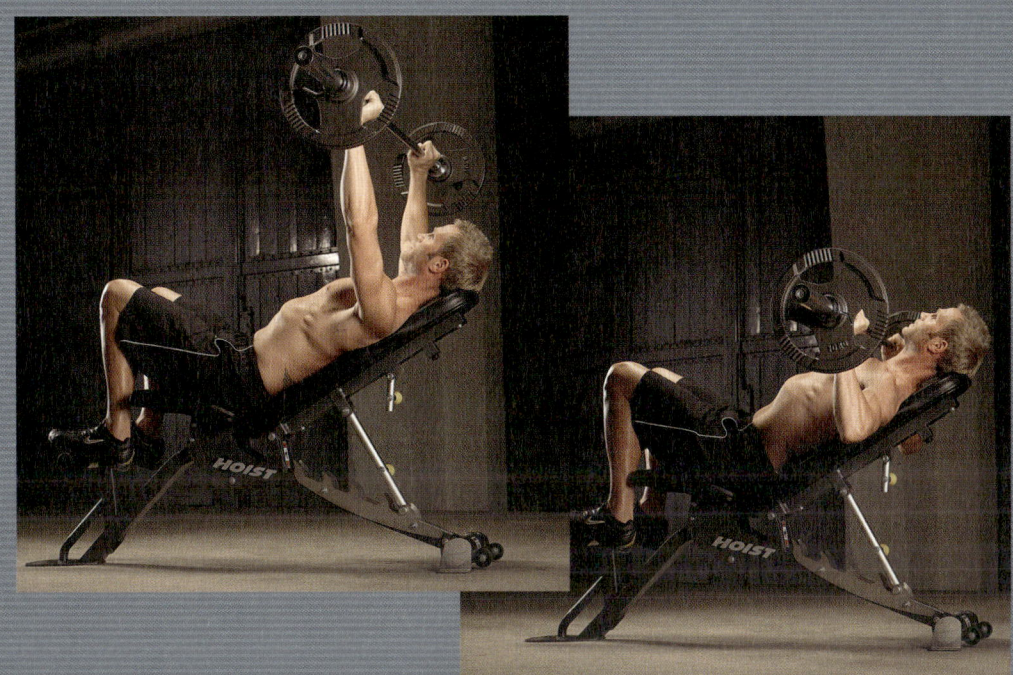

Schrägbank Auf die Bank setzen und die Position des Sitzes so wählen, dass die Hantel relativ knapp über der Stirn im Ständer ruht. Die meisten Schrägbänke verfügen über keine sinnige Vorrichtung für die Füße. Das Anwinkeln ist etwas kompliziert: die Beine kreuzen und eine Ferse auf der Verstellschraube des Sitzes fixieren, damit der Rücken schön am Polster anliegt. Wenn Sie die Füße aber doch auf dem Boden haben, nur die Fersen aufsetzen und mit den Beinen den Po für die Bogenspannung in den Sitz drücken.

Die Hantel greifen, knapp vor der Nase auf die Brust sinken lassen, dabei einatmen. Die Brust kurz berühren und die Hantel in die Höhe strecken, dabei tief ausatmen. Anschließend das Gewicht wieder langsam vor der Nase herunterlassen und erneut den oberen Teil der Brust berühren, und zwar knapp unterhalb des Schlüsselbeins.

Tipp Wir haben nichts zu den Händen gesagt – und das hat seinen Grund: Sie können die Stange mit verschiedenen Griffbreiten fassen und dabei immer einen etwas anderen Effekt erzielen. Der klassische Griff greift schulterbreit: Fassen Sie die Stange rund um die blanke Ringmarkierung der Stange links und rechts. Bei der engen Variante fassen Sie die Stange links und rechts innerhalb der inneren Markierung. Die Haltung fordert mehr den Trizeps, dient aber auch dem Training der Brust. Die weite Variante orientiert sich an der Breite der Bank: Fassen Sie die Stange so nah wie möglich neben der Ablage, aber nicht zu knapp; falls die Hände beim Hanteln doch ein wenig rutschen, könnte es eng werden beim Ablegen.

Bankdrücken mit Kurzhanteln

Flachbank An das vordere Ende der Bank setzen und die Hanteln auf den Oberschenkeln platzieren. Nun stoßen Sie sich mit den Füßen leicht ab und sinken mit dem Rücken auf das Polster. Die Beine ziehen Sie zur Brust – die bringen die Hanteln mit. Wenn Sie die Füße aufstellen, Lendenwirbelsäule in die Bank drücken. Der Kopf muss auf der Bank aufliegen.

Die Handgelenke sind gerade, die Finger zeigen nach vorn. Nun lassen Sie die Hanteln ziemlich eng an der Seite der Brust herunter, die Schulterblätter ziehen sich dabei zusammen. Hier limitiert nur das Gelenk die Bewegung, bei der Langhantel war es die Stange. Lassen Sie die Hantel weit herunter und drücken Sie sie aus der Position unter tiefem Ausatmen wieder hoch. Diesmal können Sie die Arme ruhig durchdrücken, weil die Armmuskeln definitiv angespannt bleiben, allein schon wegen der Balance des Gewichts. Dann lassen Sie die Hanteln wieder schön weit herunter und atmen wieder tief ein. Sind Sie mit der Übung fertig, drehen Sie die Hände nach innen und legen die Gewichte auf dem Boden ab.

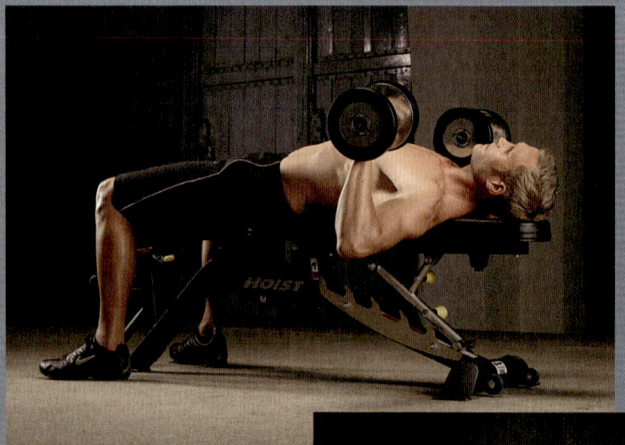

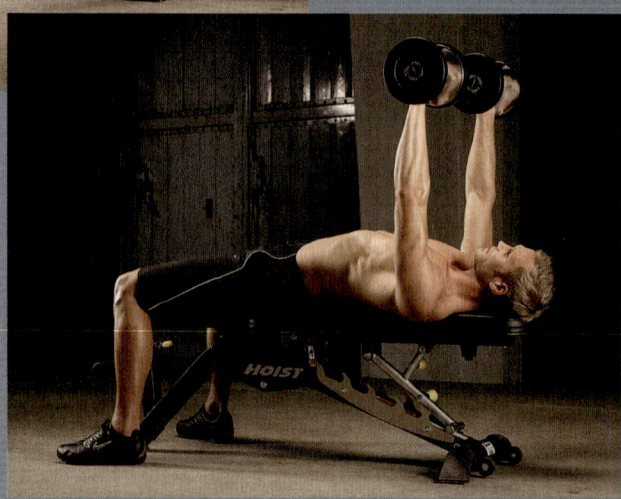

Brustmuskulatur

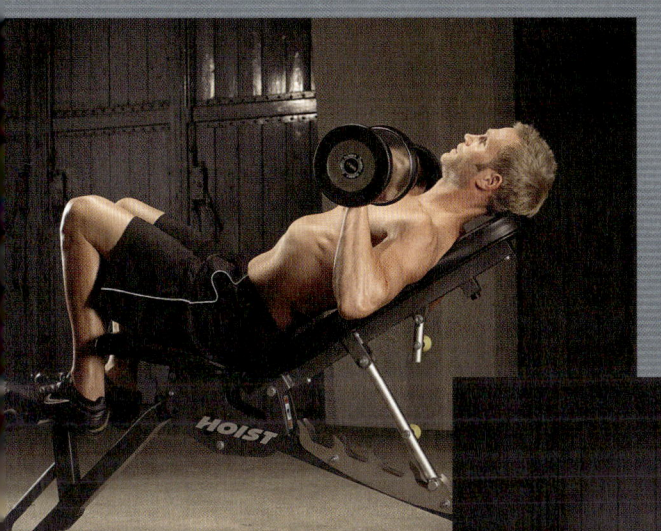

Tipp Diese Übungen eignen sich auch für zu Hause – nur hat nicht jeder eine variable Bank. Wir empfehlen als Alternative einen dicken Gymnastikball. Doch üben Sie anfangs ohne Hanteln das Halten einer stabilen Position.

Schrägbank Wählen Sie für die Rückenlehne einen 30- bis 45-Grad-Winkel und heben Sie auch das Sitzpolster um ein oder zwei Stufen an, damit Sie nicht von der Bank gleiten. Hier haben Sie nun die Möglichkeit, die Füße auf die Hantelständer zu stellen, um so den Rücken in das Polster zu drücken. Setzen Sie sich mit den Hanteln in der Hand und stemmen Sie die Füße gegen den Ständer.

Lassen Sie die Arme schwingen und bringen Sie die Hanteln in die Höhe. Die Finger zeigen wieder nach vorn, die Handgelenke sind gerade. Ausatmen und dabei die Arme strecken; darauf achten, dass die Bewegung der Arme parallel verläuft und die Hanteln auch wieder genauso gerade herunterkommen. Im kontrollierten Heben von Lasten besteht der koordinative Kick des Hantelns.

Brustmuskulatur

Überzüge und Fliegende

Überzüge Zwei Positionen stehen zur Auswahl: Sie legen sich der Länge nach auf eine kleine Bank, die Hantel ruht dabei anfangs auf Ihrer Brust. Dann greifen Sie die Hantel mit beiden Händen, Daumen und Zeigefinger schließen sich um den Griff, die anderen Finger tragen die Hantel. Zu empfehlen ist auch die Variante quer zur Bank: Stellen Sie die Han-

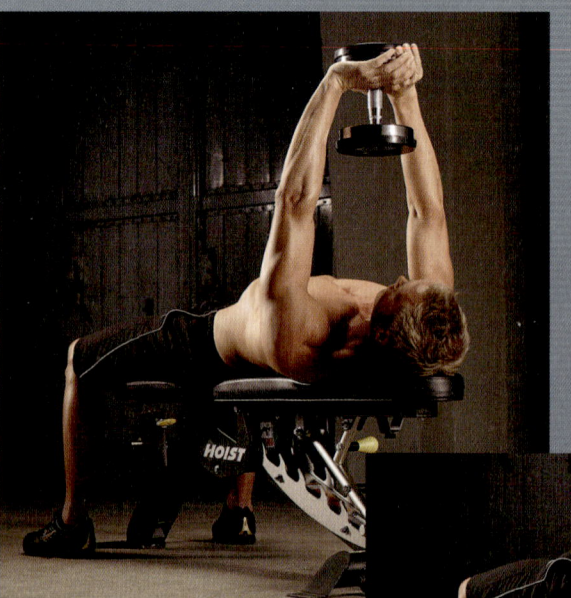

tel auf die Bank und legen Sie sich daneben. Nur die Schultern liegen auf, Rücken und Beine sind frei und angespannt, ebenso Po und Bauch.

Fassen Sie die Hantel wie oben beschrieben, heben Sie sie in die Höhe und führen Sie sie über den Kopf so weit wie möglich nach hinten – dabei einatmen. Zwei Faktoren limitieren den Aktionsradius: die Dehnfähigkeit der Brustmuskulatur und die Beweglichkeit des Schultergelenks. Auf dem Rückweg atmen Sie aus und bringen die Hantel dabei über die Brust wieder zurück. Wichtig ist der Erhalt der Körperspannung während des Senkens und Hebens der Hantel. Es gibt effektivere Übungen für die Brust, aber Überzüge machen den Schultergürtel besonders fit für den Alltag.

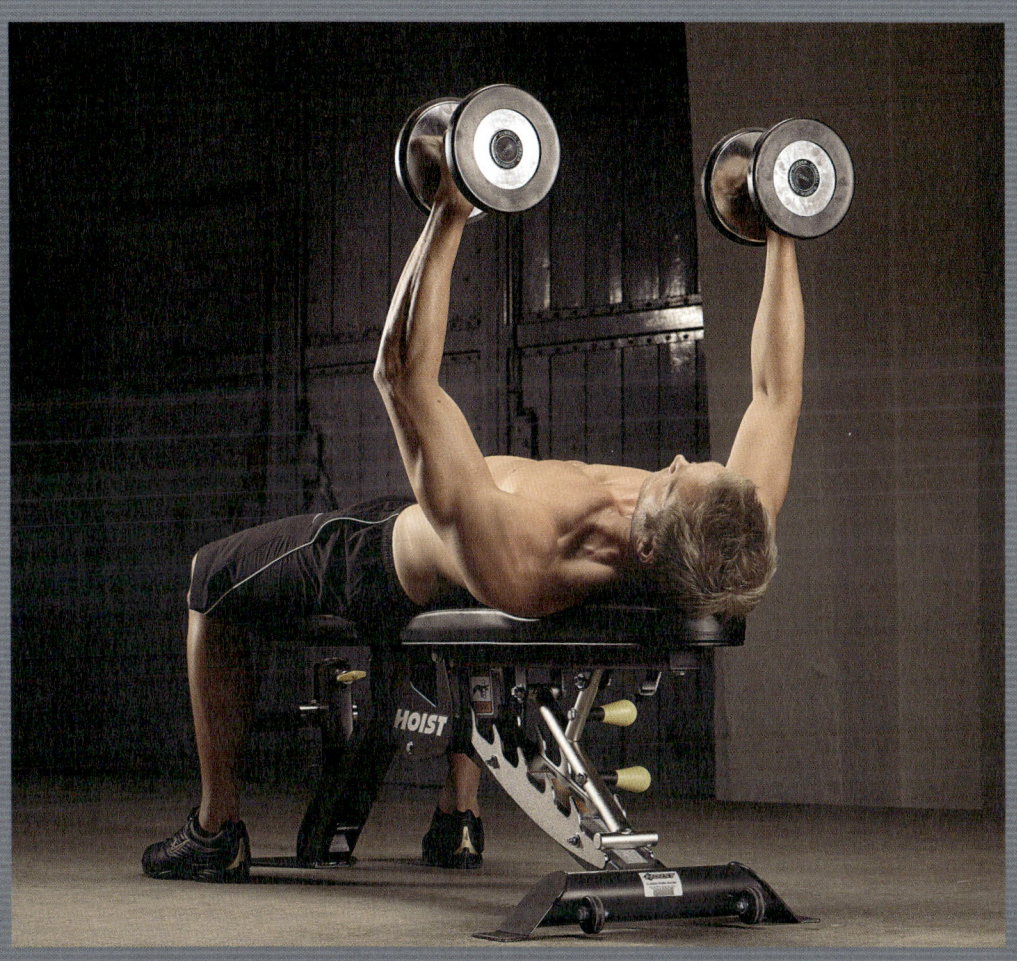

Fliegende Die Übung können Sie sowohl auf der Flachbank als auch auf der Schrägbank durchführen. Platzieren Sie sich dort, wie auf Seite 28 beschrieben. Das Besondere ist diesmal die Armhaltung: Sie arbeiten mit maximaler Spannweite, d.h., Sie halten die Hände mit den Hanteln so weit wie möglich von der Brust entfernt und führen die Hanteln mit diesem weiten Sichelschwung in der Luft zusammen. Beim Herunterlassen der Gewichte strecken Sie die Arme, so gut es geht. Die Brustmuskulatur wird extrem gedehnt – die Kontraktion dient eher der Erholung, die Abwärtsphase kostet die meiste Kraft.

Brustmuskulatur

Hausarbeit I – Brust

Liegestütz Liegestütz – der Klassiker für Jung und Alt, und das nicht ohne Grund. Wird die Übung richtig ausgeführt, sind fast alle Muskeln beteiligt. Hier die Missionars- oder Standardstellung: Sie platzieren die Hände schulterbreit auf dem Boden, den weiteren Kontakt halten die Zehen am Ende der gestreckten Beine. Der Rest des Körpers ist gerade und schwebt zwischen den beiden Punkten. Der Rücken ist gerade (nicht rund!), der Bauch eingezogen und angespannt.

Wer die Haltung hält, kann später ohne Ende variieren: ein Bein anheben (siehe unten), die Füße hochlegen, die Hände

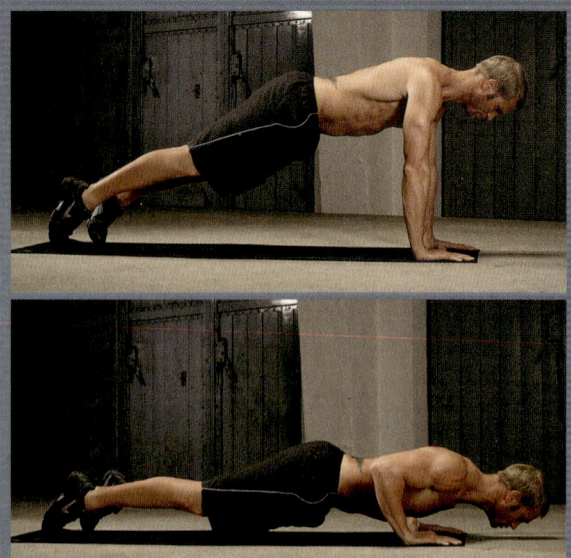

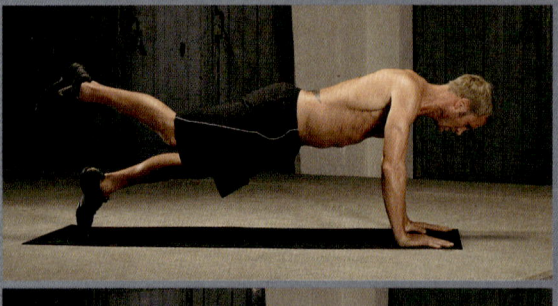

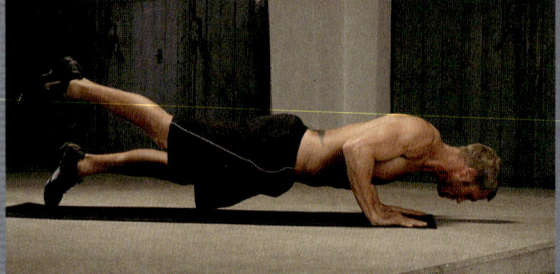

unter der Brust nebeneinander legen, die Hände weit auseinander halten, die Hände zu Fäusten ballen oder eine Hand weglassen. Dann aber bitte die Beine weit spreizen für die bessere Balance. Wem die Kraft für die klassische Version noch fehlt, startet auf den Knien und verschiebt die Last des Oberkörpers nach Belieben.

Eine andere Variante wäre das Abstützen an der Wand oder auf dem Tisch – je weiter Sie gestreckt in die Horizontale kommen, desto anstrengender ist die Übung.

Tipp Auch beim Liegestütz können Sie den Gymnastikball einsetzen, doch erfordert das schon ein sehr gutes Balancegefühl, wenn Sie Bruchlandungen vermeiden wollen.

Besser geeignet ist ein schön griffiger Medizinball. Optimal ist das etwas plumpe Modell aus Leder, das nicht gleich wegrollt. Beginnen Sie mit den Füßen: Platzieren Sie die Zehen auf dem Ball und senken Sie dann die Nase zum Boden. Die Höhe des Balls verlängert den Weg; wundern Sie sich also nicht, wenn die Übung schwieriger erscheint – sie ist es auch!

Bei der anderen Variante stützen Sie die Arme auf den Ball. Die Kombination von enger Handstellung plus Gleichgewichtskontrolle macht auch diese Übung schwerer. Dafür ist aber auch der Benefit viel größer.

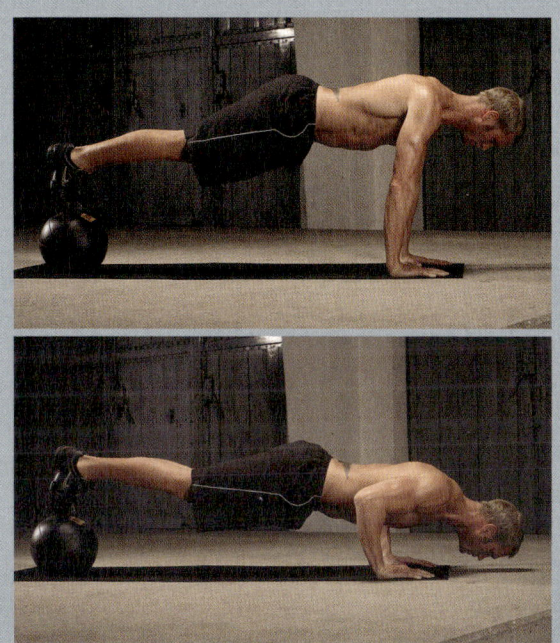

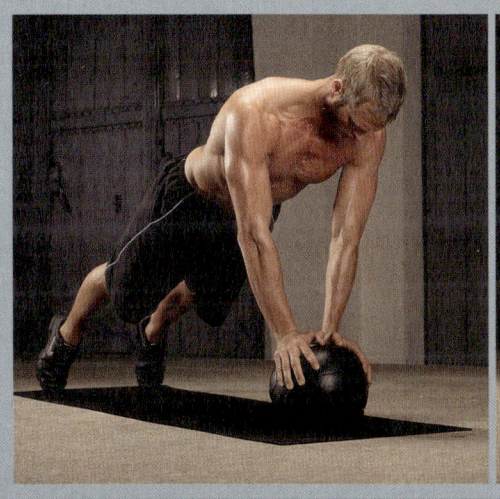

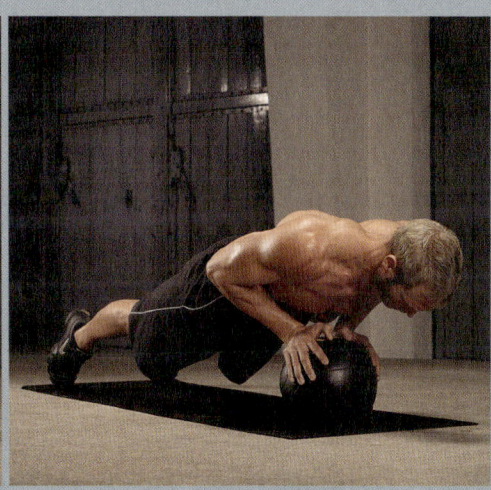

Rückenmuskulatur

Rudern mit der Langhantel

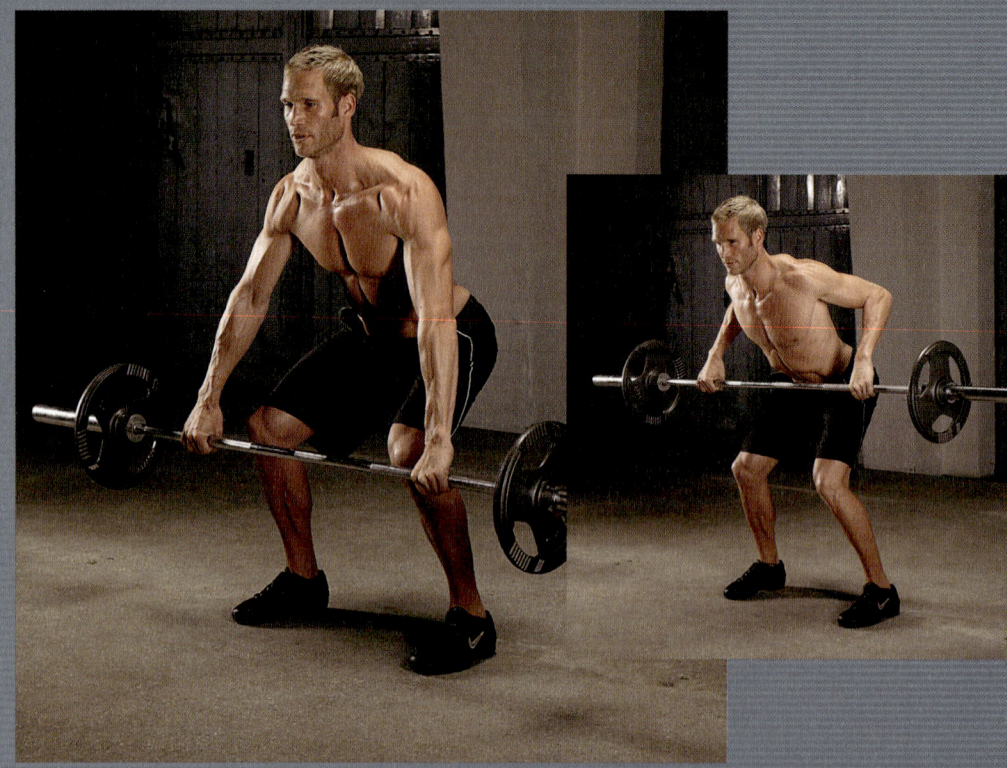

Oberkörper vorgebeugt Zu Ihren Füßen liegt die Langhantel, Sie stehen mit schulterbreit geöffneten Beinen davor. Gehen Sie in die Knie, fassen Sie die Stange ebenfalls schulterbreit, spannen Sie Rücken, Beine und Po an und richten Sie sich auf. Die Arme bleiben gestreckt.

Nun winkeln Sie die Knie leicht an und beugen den Oberkörper nach vorn. Ziehen Sie den Bauch ein und strecken Sie den Po raus.

Die Hantel ziehen Sie ganz gerade hoch und die Schulterblätter so weit wie möglich zusammen. Beim Heben der Hantel atmen Sie aus, beim Herunterlassen des Gewichts atmen Sie ein.

Halten Sie die Position während der gesamten Übung. Je weiter Sie die Brust senken, desto höher wird der Druck auf den unteren Rücken, wenn Sie das Gewicht heben. Aber: Ihr Rücken ist stabil, Sie spannen ihn ebenso an wie Bauch und Po. Die Bewegung führen Sie nicht ruckartig, sondern ruhig und kontrolliert aus. Die Übung wirkt sowohl auf den unteren Rückenstrecker (statisch) als auch auf den großen Rückenmuskel (dynamisch).

Oberkörper gerade Bei dieser Übung setzen Sie sowohl die Schultern als auch den oberen Teil des Rückens ein, deswegen steht sie an dieser Stelle. Sie stehen vor der Hantel (siehe S. 34), heben sie auf und bleiben mit gestreckten Armen stehen. Die Knie sind leicht gebeugt, der angespannte Po drückt das Becken nach vorn. Dieses Mal machen Sie kein Hohlkreuz, der Rücken bleibt gerade.

Sie ziehen die Stange so hoch es geht, vorbei an Bauch und Brust hinauf bis zum Kinn – aber bitte vor dem Vollkontakt die Hantel stoppen. In der Bewegung zeigen die Ellenbogen nach außen, die Schultern werden angehoben und die Schulterblätter so weit wie möglich zusammengezogen. Dabei atmen Sie aus. Wenn Sie das Gewicht wieder herunterlassen, atmen Sie ein.

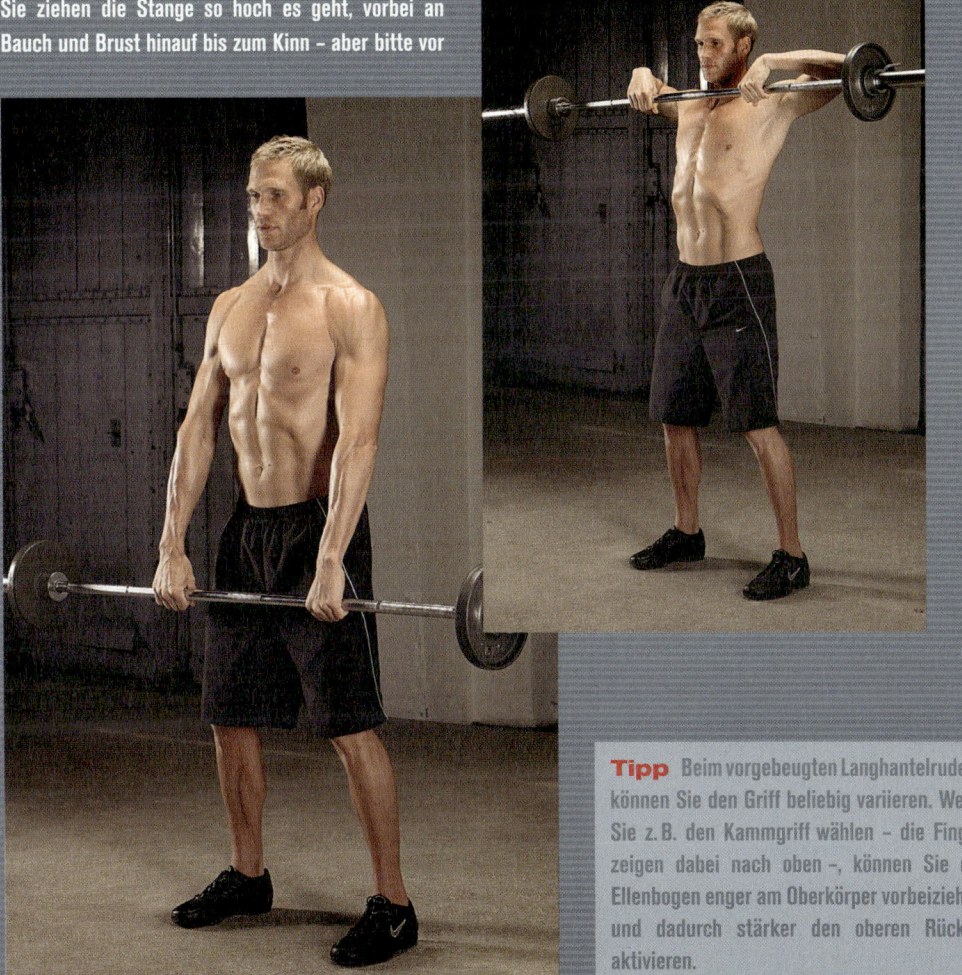

Tipp Beim vorgebeugten Langhantelrudern können Sie den Griff beliebig variieren. Wenn Sie z. B. den Kammgriff wählen – die Finger zeigen dabei nach oben –, können Sie die Ellenbogen enger am Oberkörper vorbeiziehen und dadurch stärker den oberen Rücken aktivieren.

Rückenmuskulatur

Rudern mit Kurzhanteln

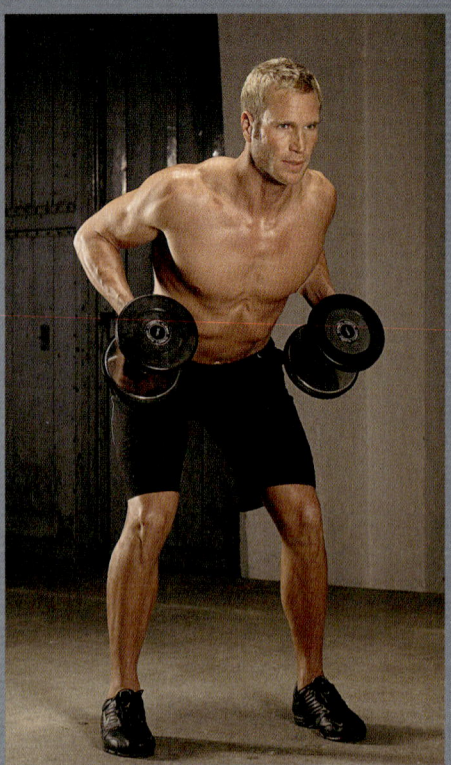

Oberkörper gerade Sie stehen wie bei der vorigen Übung vor den Hanteln, heben sie auf und bleiben mit gestreckten Armen stehen. Die Knie sind leicht gebeugt, der angespannte Po drückt das Becken nach vorn. Bei dieser Übung machen Sie kein Hohlkreuz, der Rücken bleibt gerade.

Sie ziehen die beiden Gewichte so hoch es geht, vorbei an Bauch und Brust, bis auf Höhe des Kinns. Bei der Aufwärtsbewegung atmen Sie aus, wenn die Han-

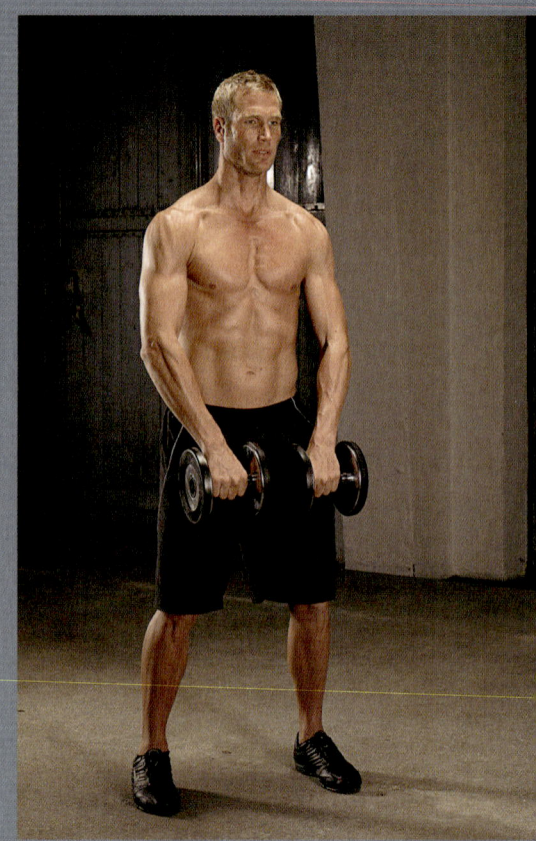

Oberkörper vorgebeugt Zu Ihren Füßen liegen die beiden Kurzhanteln. Sie stehen maximal schulterbreit, gehen in die Knie, fassen die Hanteln und richten sich auf, die Arme bleiben gestreckt. Nun spannen Sie Rücken, Beine und Po an, gehen wieder leicht in die Knie und beugen den Oberkörper vor. Ziehen Sie den Bauch ein und strecken Sie den Po raus. Die Hanteln ziehen Sie ganz gerade nach oben, die Schulterblätter so weit wie möglich zusammen. Beim Heben der Hanteln atmen Sie aus, beim Herunterlassen der Hanteln atmen Sie ein.

teln zurück in die Ausgangsposition wandern, atmen
Sie ein. Wie bei der Langhantel aktiviert die Übung
den oberen Rücken und die Schultern; das separate
Ziehen der Hanteln ist ein wenig diffiziler, weil sich
bei der Übung schwache und starke Seite deutlicher
bemerkbar machen.

Darum ist es besonders wichtig, dass Sie keine Ausweichbewegungen machen, sondern pausieren, wenn
die Kraft nachlässt.

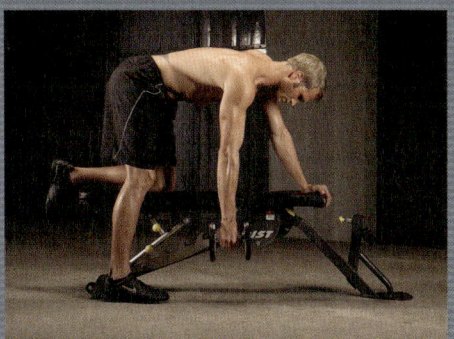

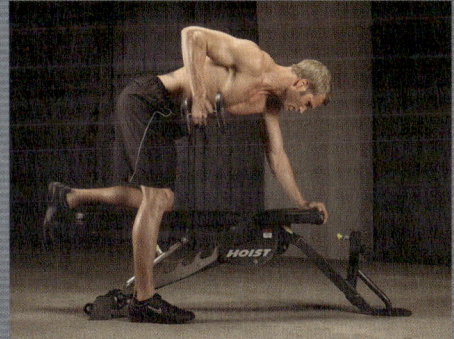

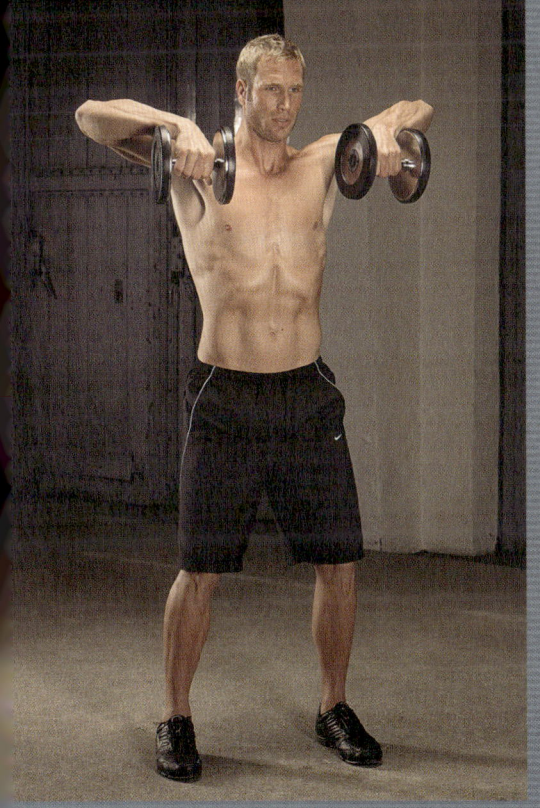

Oberkörper aufgestützt Wenn im Studio mit Hanteln gerudert wird, dann meist in dieser
Position, denn sie erlaubt ziemlich schwere Gewichte.
Mit einer Hand stützen Sie sich am Ende einer Bank
auf und lehnen den Oberkörper so weit vor, bis dieser
parallel zum Boden zeigt. Zur besseren Stabilität stützen Sie auch ein Knie auf der Bank auf.

Greifen Sie die Hantel neben der freien Hand und heben Sie diese so hoch wie möglich. Der Rücken bleibt
dabei gerade und starr, nur der Arm bewegt sich. Der
Ellenbogen zieht am Rumpf vorbei, so hoch er kann;
dabei atmen Sie aus. Lassen Sie die Hantel dann langsam wieder sinken und atmen Sie ein.

Rückenmuskulatur

Good Mornings und Kreuzheben

Good Mornings Diese Übung stärkt massiv den unteren Rücken und will gelernt sein. Sie legen sich eine Hantelstange im Nacken auf die Schultern, stellen sich am besten in den Stand für die Kniebeuge (siehe S. 44) und heben die Stange. Um den Druck im Nacken zu mildern, können Sie ein Polster um die Stange legen. Mit der Last auf den Schultern gehen Sie ein paar Schritte zurück, damit Sie genug Platz für den »Diener« haben – denn der Gruß am Morgen entspricht genau dieser Verbeugung.

Rücken und Beine sind gerade, Bauch und Po sind angespannt, die Schultern heruntergezogen. So beugen Sie sich langsam nach vorn. Der Oberkörper mit der Hantel bildet den Lastarm und wird schnell schwer; je weiter Sie sich vorbeugen, desto schwerer wird auch

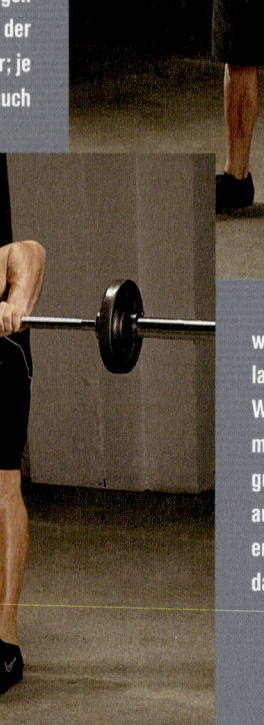

wieder das Aufrichten – darum langsam beginnen, mit kleinen Winkeln zum Eingewöhnen. Damit der Rücken in der Bewegung gerade bleibt, können Sie auch weiter geradeaus schauen – am besten in den Spiegel, damit Sie sehen, was Sie tun.

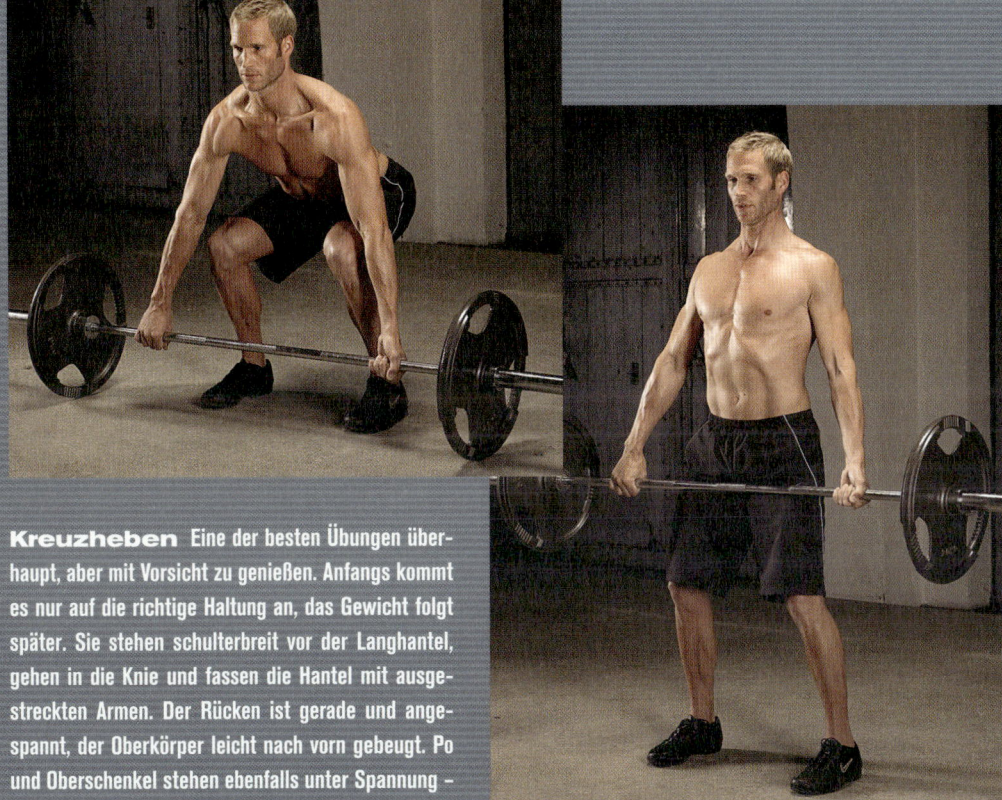

Kreuzheben Eine der besten Übungen überhaupt, aber mit Vorsicht zu genießen. Anfangs kommt
es nur auf die richtige Haltung an, das Gewicht folgt
später. Sie stehen schulterbreit vor der Langhantel,
gehen in die Knie und fassen die Hantel mit ausge-
streckten Armen. Der Rücken ist gerade und angespannt, der Oberkörper leicht nach vorn gebeugt. Po
und Oberschenkel stehen ebenfalls unter Spannung –
bis zum Ende der Übung.
Nun drücken Sie die Beine durch, die Hantel gleitet
hinauf bis zu den Knien, der Oberkörper bleibt unver-
ändert über der Hüfte gebeugt. Sind die Beine gerade,
richten Sie den Oberkörper auf, indem Sie den Po anspannen und nach vorn drücken. Die Hantel rutscht
die Oberschenkel hinauf und noch ein Stück höher,
wenn Sie am Ende der Bewegung die Schultern nach
hinten ziehen. Endstation. Nun geht alles wieder mit
einem befreiten Einatmen retour: Oberkörper vor, Rücken gerade, dann die Knie beugen und das Gewicht
ablegen.

Tipp Üben Sie das bewusste Stabilisieren der
Wirbelsäule durch Anspannen von Bauch und Po.
Fortgeschrittene nehmen einen Gürtel zu Hilfe,
wenn die Lasten zu groß werden. Die klassischen
Gürtel sind aus festem Leder und mit konventio-
nellen Haken und Ösen; modernere Modelle gibt
es mittlerweile auch mit Klettverschluss. Beim
Anschnallen ausatmen und den Gürtel festziehen.
Anschließend die Bauchmuskeln gegen den Gürtel
pressen.

Rückenmuskulatur

Reverse Flys

Liegend auf der Flachbank Sie liegen auf dem Bauch auf der Flachbank, der Rücken ist gerade. Die Beine können Sie anwinkeln, zur besseren Stabilisation können Sie auch die Fußspitzen auf dem Boden aufsetzen. Sie greifen zwei Kurzhanteln, die Finger zeigen dabei nach vorn. Die Unterarme stehen senkrecht, die Oberarme waagerecht – ergo haben Sie einen rechten Winkel im Ellenbogen, und das soll auch so bleiben.

Nun ziehen Sie so weit wie möglich die Schulterblätter zusammen und heben die Hanteln. Wie Sie sofort spüren, passiert da nicht viel, die Bewegungsamplitude ist anfangs eine kleine und wird auch nicht viel größer. Trotzdem ist die Übung eine der besten für den oberen Rücken. Sie können in der Endposition auch ein wenig federn oder die Hanteln am höchsten Punkt halten und noch einmal nachziehen. Später heben Sie in der Position auch schwere Gewichte.

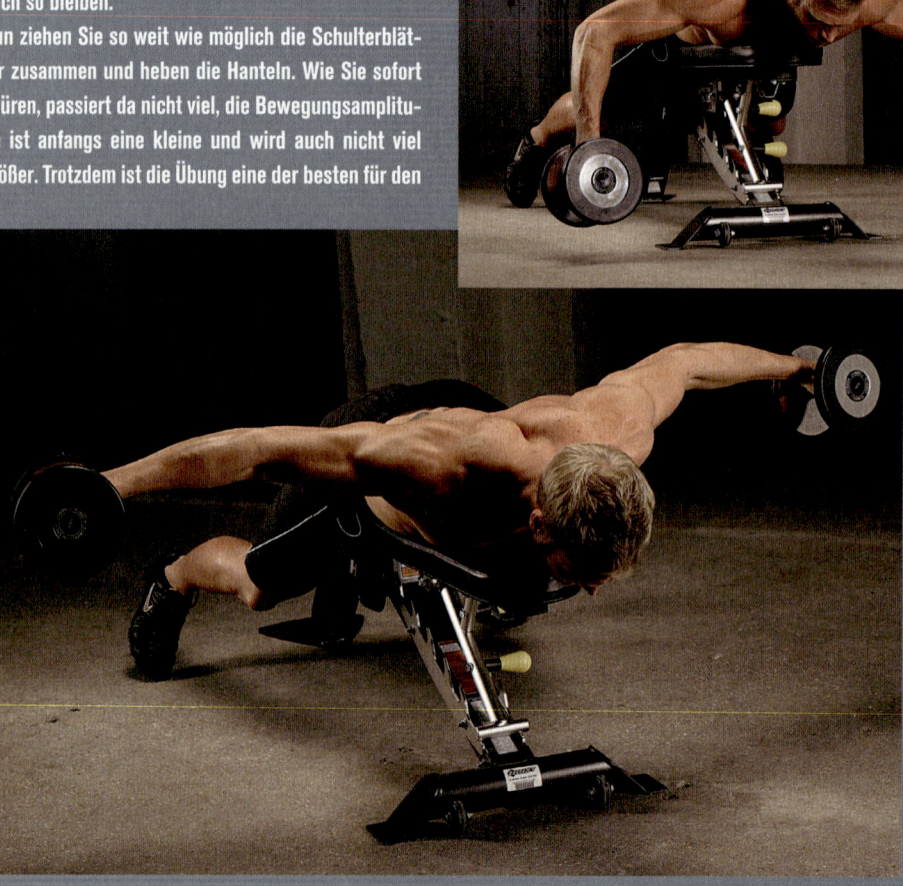

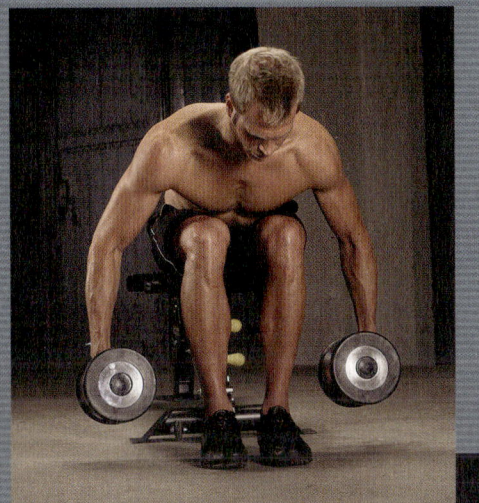

Sitzend auf der Flachbank Sie sitzen auf der Kante der Flachbank, die Beine stehen vor Ihnen im rechten Winkel. Der Rücken ist gerade, der Oberkörper auf die Oberschenkel gelehnt.

Sie greifen zwei Hanteln und führen diese unter Ihren Beinen zusammen, die Finger zeigen wieder nach vorn. Nun ziehen Sie die Arme seitlich hoch – wiederum werden Sie feststellen, dass die Bewegungsamplitude erstaunlich klein ist.

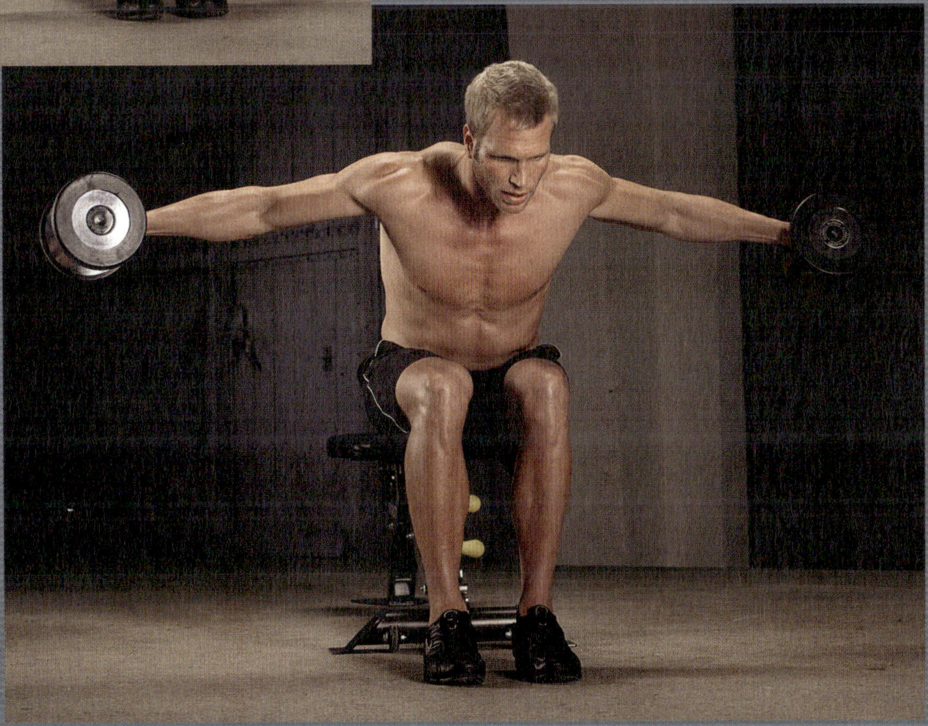

Rückenmuskulatur

Hausarbeit II – Rücken

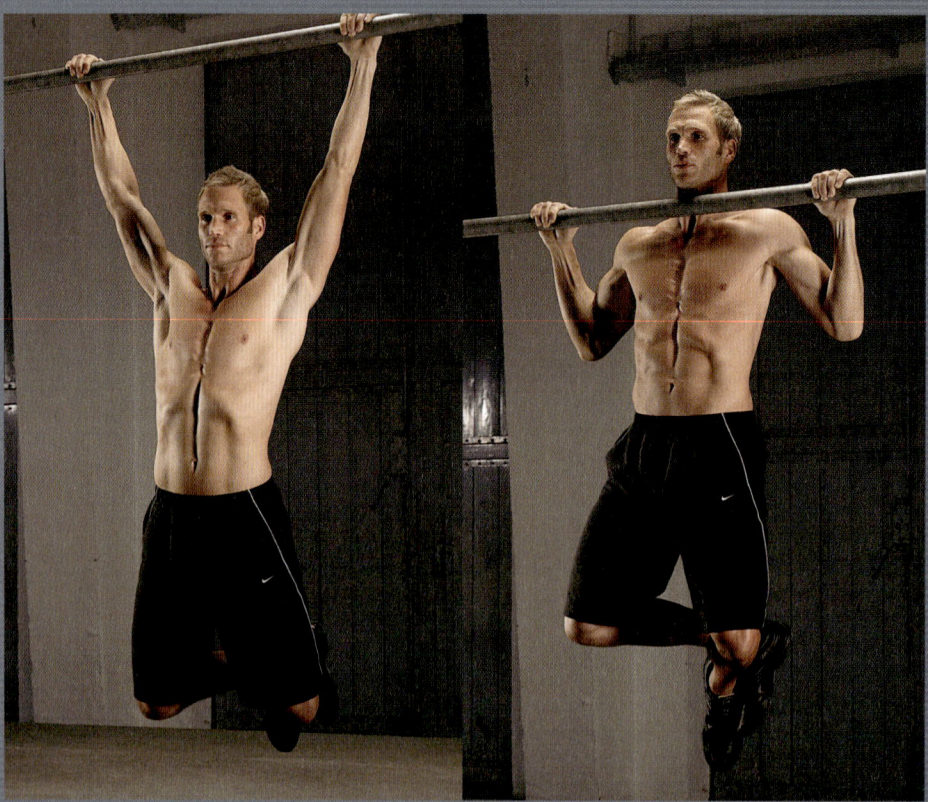

Klimmzüge Wie beim Liegestütz für die Brust gibt es auch für den Rücken eine allseits beliebte Universalübung: den Klimmzug. Ideal für Ihre sportlichen Ambitionen zu Hause wäre ein Türreck – es kostet nicht viel und wird sogar schon seit Jahren in schwedischen Möbelhäusern feilgeboten. Klimmzüge kräftigen speziell den großen Rückenmuskel und die Arme, und zwar sowohl die Unterarme, die das Gewicht halten, als auch die Oberarme, die das Gewicht anheben, der Stange entgegen.

Ähnlich wie beim Liegestütz können Sie auch Klimmzüge in vielen Varianten durchführen. Z. B. im Ristgriff: Die Fingernägel zeigen während des Hochziehens nach vorn, Sie hieven sich bis zur Nase empor; später berührt die Brust die Stange. Dabei können Sie eng oder weit fassen, wie es Ihnen gefällt. Der weite Griff wirkt mehr auf den Rücken, der enge stärker auf den Bizeps. Damit die Beine nicht so lustlos herumhängen, können Sie die Knie zur Brust ziehen und bei der Gelegenheit gleich den Bauch mittrainieren.

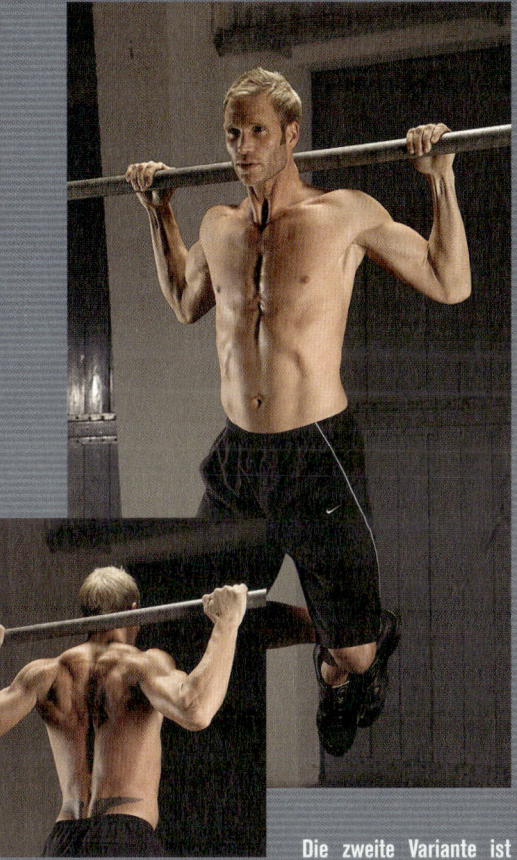

Die zweite Variante ist der Zug in den Nacken: Dabei das Kinn zur Brust ziehen, damit der Hinterkopf nicht so leicht mit der Stange kollidiert. Und natürlich weit fassen, im Ristgriff; die Finger zeigen nach vorn. Wenn Ihnen das anfangs zu schwer ist und auch kein Stuhl, auf dem die Füße ruhen, die Übung erleichtert: Ab unter einen stabilen Tisch! Halten Sie sich an der Tischkante fest, strecken Sie die geschlossenen Beine, heben Sie den Po an, machen Sie den Rücken gerade und ziehen Sie sich hoch. Eine weitere Variante: Die Übung im Kammgriff durchführen, die Stange befindet sich wieder vor der Brust.

Tipp Wenn Sie keine Klimmzüge zu Hause machen können, sollten Sie sich für das heimische Rückentraining ein Deuser-Band besorgen. Das ringförmige Gummi ist extrem belastbar und macht Sie Zug um Zug stärker (siehe S. 72).

Kniebeuge mit der Langhantel

Tiefe Kniebeuge Das Eis, auf dem wir uns bewegen, ist sehr dick, auch wenn die tiefe Kniebeuge immer wieder angefeindet wird – entweder weil sie das Knie ruinieren soll oder zu schwer auszuführen sei. Beides Unsinn, alles reine Übungssache.

Legen Sie sich die Stange in den Nacken; dabei ziehen Sie die Schultern maximal zurück. Damit das Eisen nicht so drückt, gibt es dafür Polster. Der Rücken ist gerade und komplett angespannt, ebenso die Beine. Platzieren Sie die Füße etwas breiter als schulterbreit für einen stabilen Stand. Den Po strecken Sie schon

jetzt bewusst nach hinten. Der untere Rücken macht ein Hohlkreuz, beide Rückenstrecker sind voll angespannt, das Gleiche gilt für den Bauch.

Nun gehen Sie langsam in die Hocke, der Po wird weiter nach hinten gestreckt und führt die Bewegung. Dabei atmen Sie tief ein und drücken den angespannten Bauch weiter raus. Die hohe Körperspannung bleibt die ganze Zeit erhalten. Die Aufwärtsbewegung geht vom Kopf aus – also nicht der Po schiebt den Oberkörper nach oben, sondern der Kopf gibt den Impuls dazu. Das klingt etwas gewöhnungsbedürftig; doch stellen Sie sich einfach vor, Sie würden an den Ohren nach oben gehoben. Machen Sie den Hals lang, drücken Sie die Brust raus und ziehen Sie die Schultern weit nach hinten, dann schieben Po und Beine mit.

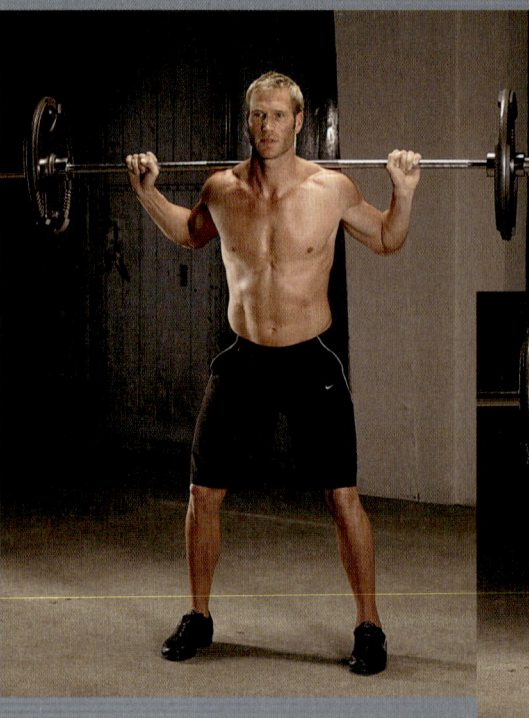

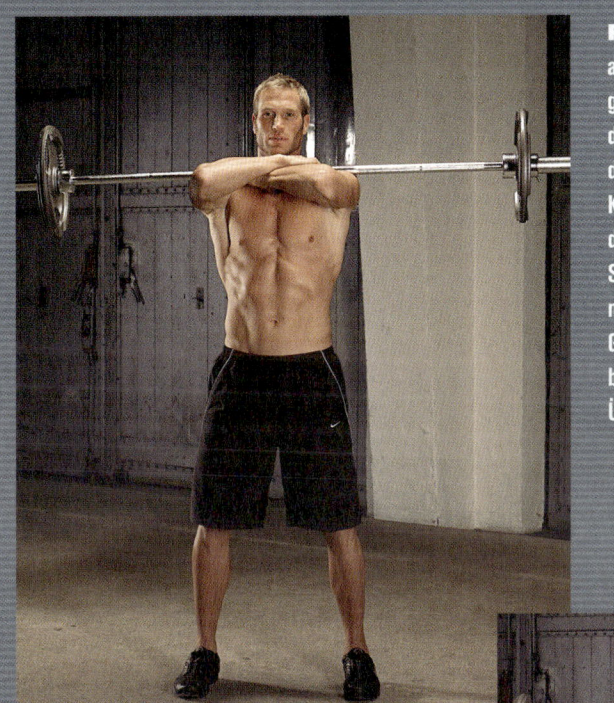

Frontkniebeuge Legen Sie die Stange auf Schultern und Brust und fixieren Sie sie mit gekreuzten Armen. Die Arme halten Sie während der ganzen Übung in der waagerechten Position, die weitere Bewegung entspricht der normalen Kniebeuge (siehe S. 44). Die Übung wird allerdings etwas langsamer ablaufen, da anfangs die Sorge um die Balance überwiegt. Das macht nichts. Auch lassen sich später nicht so große Gewichte bewegen wie bei der klassischen Kniebeuge – aber auch das macht nichts, denn die Übung ist eine willkommene Abwechslung.

Tipp Die Powerlifter haben noch einen weiteren Trick auf Lager: Sie setzen sich auf eine Box und starten aus dieser Position. Die Box-Kniebeuge oder »Box Squats« können Sie machen, indem Sie sich z. B. auf eine Bank oder eine Bierkiste setzen und dabei den Po bewusst nach hinten schieben, damit Sie ein Gefühl dafür bekommen, wo er hingehört. Dort dürfen die Beine kurz entspannen, bevor der Kopf das Kommando zum Aufstehen gibt. So lernen Sie die Bewegung noch schneller.

Kniebeuge mit Kurzhanteln

Sumo-Kniebeuge Bei dieser Übung stehen Sie etwas breiter als schulterbreit, da zwischen den Beinen noch ausreichend Platz für ein Gewicht sein muss. Sie halten die Kurzhantel mit fast gestreckten Armen fest; dabei greifen Sie die obere Gewichtsscheibe, sodass die Hantel senkrecht steht. Ziehen Sie die Schultern zurück, der Rücken ist angespannt und bildet ein Hohlkreuz, das wiederum vom ebenfalls angespannten Bauch stabilisiert wird.

Nun geben Sie dem Gewicht nach und gehen in die Knie; lassen Sie sich so weit wie möglich nach unten ziehen. Dabei atmen Sie ein. Wenn es wieder nach oben geht, atmen Sie aus.

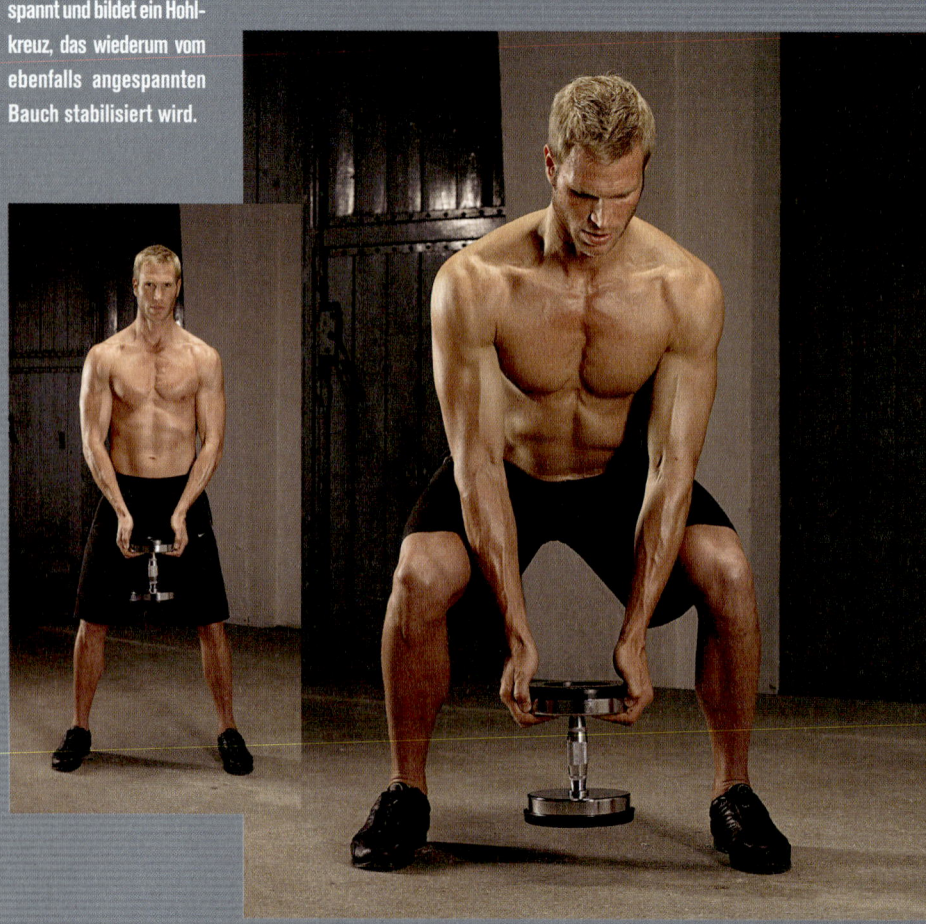

46

Tiefe Kniebeuge Sie stehen schulterbreit, die Brust drücken Sie raus, die Schultern ziehen Sie nach hinten. Der Rücken ist gerade und angespannt und mündet in einem stabilen Hohlkreuz. Die Arme mit den Hanteln halten Sie etwa auf der Höhe der Hüften. Nun bewegen Sie den Po nach unten, so weit es geht oder bis die Hanteln den Boden berühren. Dabei ist der Bauch angespannt, die Muskeln drücken nach draußen, und Sie atmen ein. Die Aufwärtsbewegung beginnt auch hier wieder mit dem Kopf: Ziehen Sie sich in die Höhe und schieben Sie mit den Beinen nach, wobei der Po rausgestreckt bleibt. Atmen Sie während der gesamten Bewegung aus, nicht erst am Ende (keine Pressatmung).

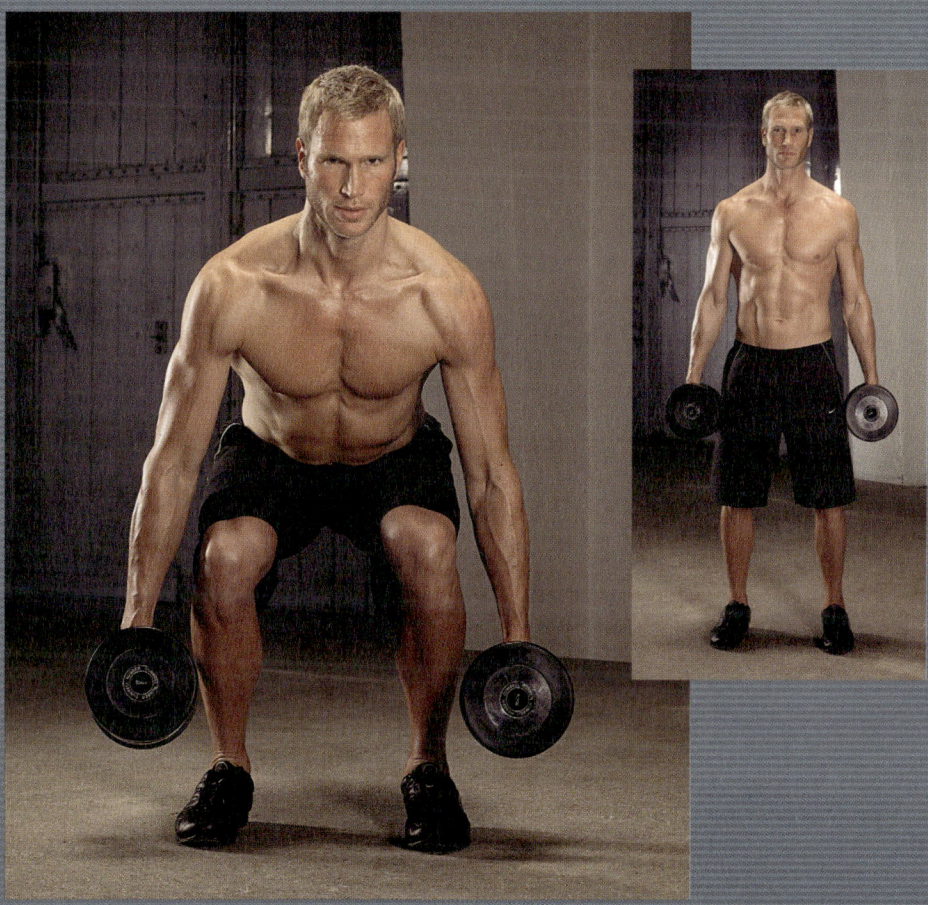

Ausfallschritt mit Kurzhanteln

Beinmuskulatur

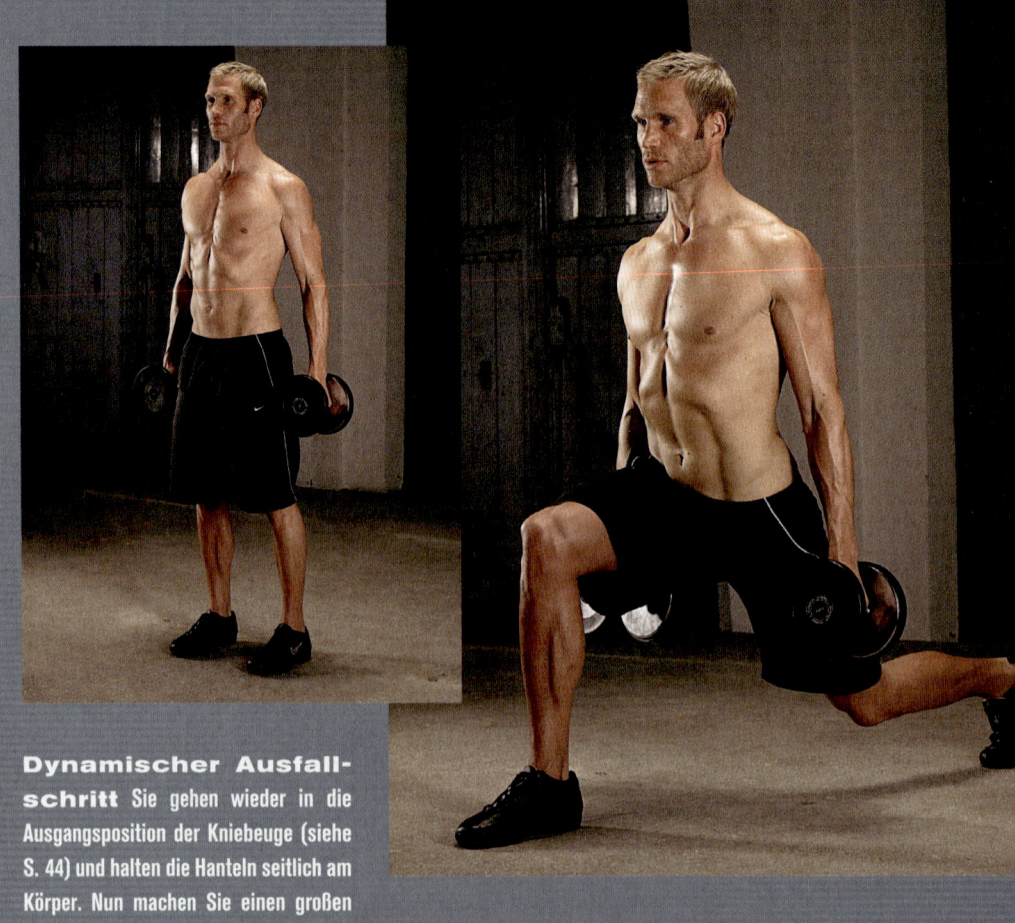

Dynamischer Ausfall-schritt Sie gehen wieder in die Ausgangsposition der Kniebeuge (siehe S. 44) und halten die Hanteln seitlich am Körper. Nun machen Sie einen großen Schritt nach vorn. Der Unterschenkel steht beim Beugen senkrecht, der Oberkörper folgt der Bewegung, bleibt dabei aber aufrecht. Die Ferse des hinteren Fußes hebt vom Boden ab, das Knie des hinteren Beines berührt den Boden. Wie weit Sie nach unten gehen, ist eine Sache der Übung und der Balance; beginnen Sie deshalb mit einem kleinen Schritt. Halten Sie die Spannung in den Beinen die ganze Zeit aufrecht, denn von dort kommt ja auch der Impuls für den Schritt zurück, den eigentlichen Kraftakt, bei dem Sie wieder ausatmen und in die Ausgangsposition gehen. Sie können nun zum anderen Bein wechseln oder die Beine nacheinander trainieren. Die erste Variante fordert Gleichgewichtssinn und Kreislauf stärker.

Statischer Ausfallschritt Sie befinden sich bereits in der Schrittstellung: Das vordere Bein ist leicht angewinkelt, das hintere gestreckt, die Ferse ist vom Boden abgehoben.

In der Position senken Sie den Oberkörper gen Boden, Hüften und Rücken bleiben gerade, nur die Beine bewegen sich. Der vordere Oberschenkel befindet sich nun parallel zum Boden, das hintere Knie kann ihn ruhig kurz berühren. Nach dem Touch-down geht es dann wieder aufwärts; dabei atmen Sie aus.

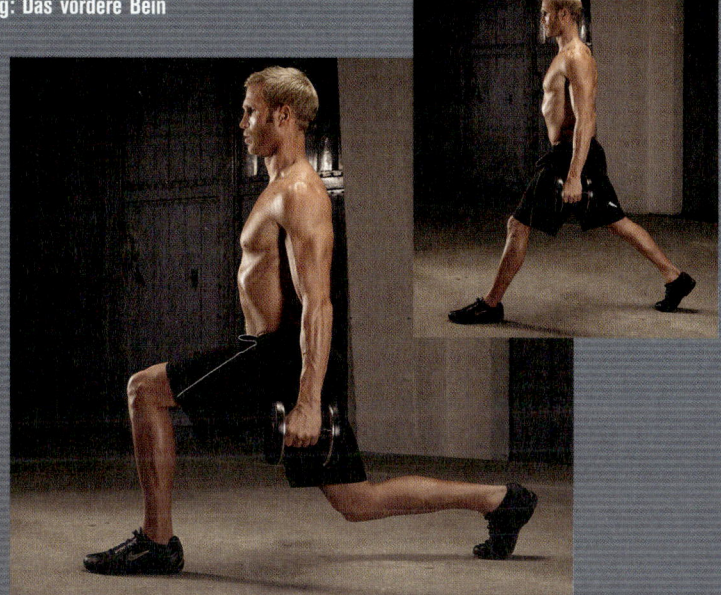

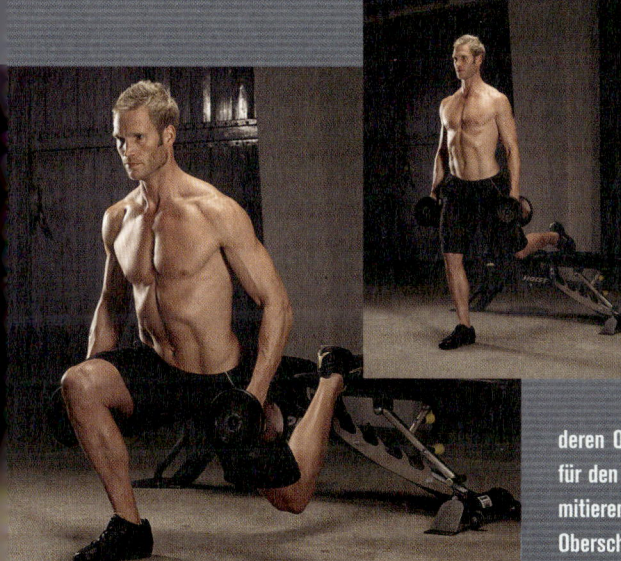

Beinbeuge Nehmen Sie erneut die Schrittstellung ein. Dieses Mal platzieren Sie den hinteren Fuß auf einer Bank; nehmen Sie sich etwas Zeit, um sich an diese anfangs wackelige Position zu gewöhnen.

Wenn Sie ruhig stehen, senken Sie den Oberkörper langsam zum Boden und atmen dabei aus, das hintere Knie folgt Ihnen in die Tiefe. Tasten Sie sich an die Übung heran, denn die Dehnung der vorderen Oberschenkel ist nicht ohne! Das Gleiche gilt für den Po – sowohl er als auch der Oberschenkel limitieren Ihren Aktionsradius. Durch Strecken des Oberschenkels gelangen Sie wieder in die Ausgangsposition; dabei atmen Sie aus.

Beinmuskulatur

Hausarbeit III – Beine

Kniebeuge & Co. Sie können die Kniebeuge auch ausschließlich mit dem eigenen Körpergewicht machen – das kräftigt auf jeden Fall auch und bietet wieder ganz eigene Übungsvarianten. Beispielsweise Sprünge: Sie gehen in die Hocke und springen hoch. Warum? Weil Sie es wahrscheinlich seit Ewigkeiten nicht mehr gemacht haben und es Ihnen gut tun wird. Auch so ein Schreckgespenst von damals, die Hock-Streck-Sprünge. Die können Sie auch mit einem Gymnastikball kombinieren: Halten Sie die Kugel über den Kopf und auf geht's.

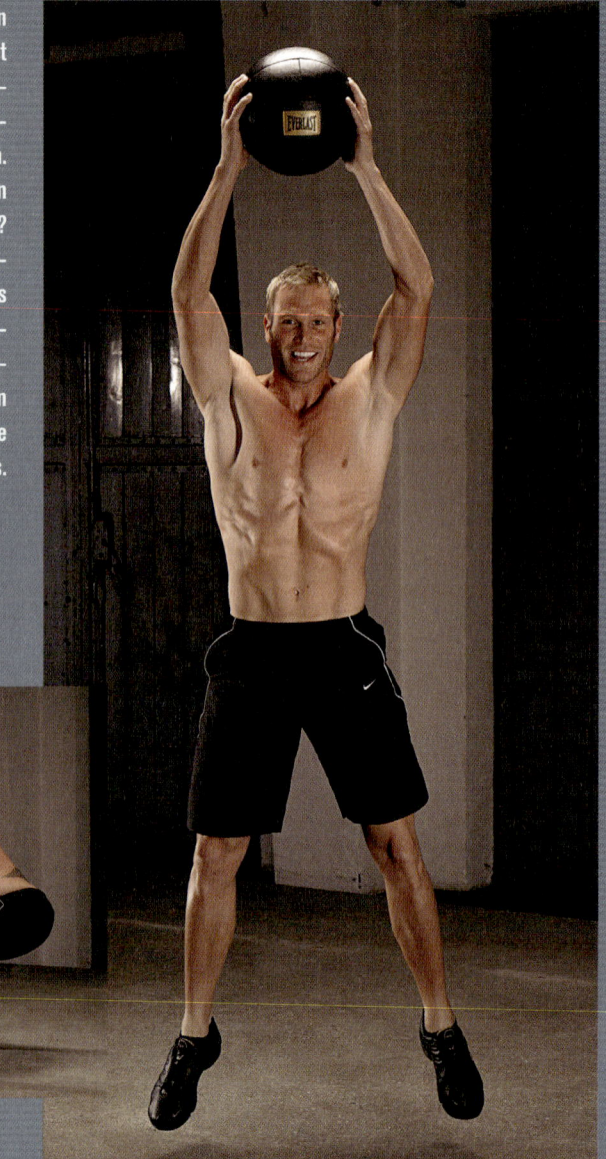

Legen Sie den Ball zur Seite und nehmen Sie ein Springseil - ebenfalls ein optimales Trainingsgerät, das dazu noch die Ausdauer stärkt. Hüpfen Sie anfangs mit kleinen Trippelschritten und ziehen Sie dann die Knie immer höher, bis Sie auf der Stelle laufen. Ausgeruht wird auf einem Wackelbrett in der Hocke.

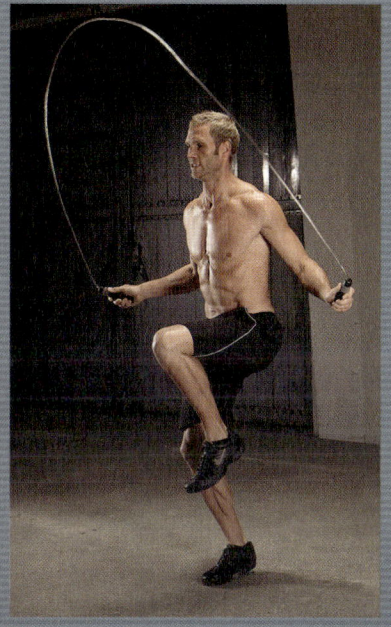

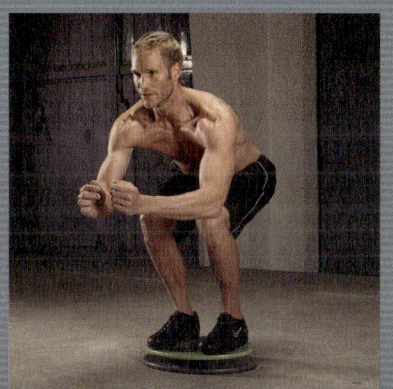

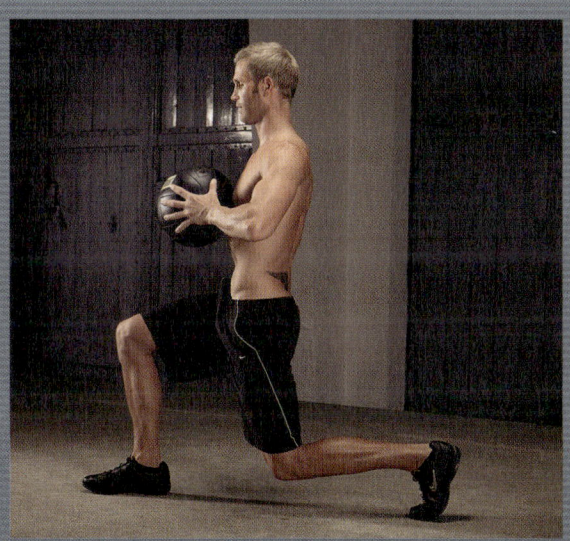

Ausfallschritte Auch die Ausfallschritte können Sie beliebig kombinieren: einen Schritt vor und dann einen Schritt zurück oder auch einen zur Seite. Letztlich machen Sie nur Schritte – zwar mit Zusatzgewichten, doch wenn Sie mit zwei Einkaufstüten in der Hand eine Treppe erklimmen und zwei Stufen auf einmal nehmen, machen Sie nichts anderes als ziemlich effektive, einbeinige Kniebeugen. Treppen sind einfach ein optimales Trainingsgerät!

Übungsprogramme

Wenn Sie die vorigen Übungen sicher beherrschen, sind Sie mit Ihren drei größten Muskelgruppen – Brust, Rücken und Beine – vertraut. Nun geht es darum, etwas System in die Sache zu bringen. Training bedeutet so viel wie regelmäßiges Üben für einen bestimmten Zweck – und unser Zweck heißt Muskelaufbau.

Beim Muskelaufbau verbessern Sie auch Maximalkraft und Kraftausdauer. Zudem ist durch positive optische Effekte die größte Motivation zu erhoffen. Leider haftet den meisten Trainingsplänen etwas extrem Akademisches an. Mathematische Extravaganz soll hier nicht geboten werden – wer bis zwölf zählen kann, kommt prima mit. Denn schließlich geht es um den Spaß an der Bewegung und den richtigen »Biss«.

Wie oft?

Das Kapitel heißt »Die drei Könige«, weil drei Übungen schon reichen – vorausgesetzt, es sind die wichtigsten, die mit der größten Wirkung. Empfehlenswert sind drei Workouts pro Woche, damit die Muskulatur zwischendurch Zeit zur Regeneration hat, doch genügend Reize bekommt, um überhaupt zu reagieren. Zwei Workouts pro Woche sind sicher ein guter Kompromiss, wenn Sie sich noch anderweitig sportlich verausgaben. Mit einem Training pro Woche werden Sie nicht viel erreichen; genügt es Ihnen, Ihr Kraftniveau zu erhalten, müsste das eine Training pro Woche in der richtigen Intensität durchgeführt werden. Die Angabe in Klammern hinter den einzelnen Übungen bezieht sich auf die Anzahl der Wiederholungen; zudem sehen Sie, an welcher Stelle im Buch die Übung beschrieben ist.

Programm 1 – das Programm fürs Studio

Dieses Programm bietet sich für Kenner und Könner an, wenn Sie mit den Übungen also bereits vertraut sind. So bleibt die Monotonie aus, und Sie können über den Übungs-Pool weiter variieren, z.B. mit verschiedenen Griffbreiten beim Bankdrücken.

Das Mini-Programm sieht folgendermaßen aus: Sie wärmen sich jeweils spezifisch auf, machen also vor der Kniebeuge mit dem Trainingswiderstand die Kniebeuge ohne Gewicht, um die Muskeln lokal zu erwärmen. Wenn es die Zeit nicht anders erlaubt, führen Sie nur einen Satz jeder Übung aus und gehen dann wieder nach Hause. In diesem Fall dürfen Sie aber auch kurz ans Limit gehen und die letzte Wiederholung als solche spüren.

Haben Sie mehr Zeit, trainieren Sie zwei oder drei Sätze als Zirkel. Führen Sie die Übungen in der unten genannten Reihenfolge hintereinander aus; dies geht immer noch recht zügig: Nach ungefähr 30 Minuten müssten Sie mit dem Workout fertig sein.

Programm 2 – das Programm für zu Hause

Für dieses Programm brauchen Sie lediglich zwei Kurzhanteln und einen Gymnastikball, dann können

Sie die Studioübungen problemlos auch zu Hause durchführen. Je öfter Sie trainieren, desto besser – und je länger Sie dafür Zeit haben, umso schöner. Aber auch ein rudimentäres Programm wird Sie fit machen, weil Sie immer mit den wichtigsten Muskelgruppen arbeiten.

Programm 3 – das Programm für unterwegs

Keine Ausrede gilt mehr: Auch unterwegs haben Sie immer die Möglichkeit, Ihre Muskeln in Form zu brin-gen. Es ist alles nur eine Frage des Wollens – und des stabilen Mobiliars.

Fehlt da nicht doch noch etwas, werden Sie jetzt vielleicht fragen. Was ist eigentlich mit dem Bauch? Keine Angst: Der wird mittrainiert, nicht dynamisch, aber statisch, und das bei jeder Übung. Unabhängig davon, wäre es sowieso clever, die Bauchmuskeln mit Extra-Übungen täglich zu Hause zu trainieren – das sollte für Sie so selbstverständlich sein wie Zähneputzen. Dann müssen Sie sich auch nicht im Studio mit den Übungen aufhalten. Und Bauchübungen funktionieren prima auch unterwegs.

Programm 1 im Studio

	Tag 1	Tag 2	Tag 3
Beine	Kniebeuge LH (3 x 6; siehe S. 44f.)	Ausfallschritt KH (3 x 10; siehe S. 48f.)	Beinbeuge KH (3 x 6; siehe S. 49)
Brust	Flachbank LH (3 x 8; siehe S. 26)	Schrägbank LH (3 x 10; siehe S. 27)	Überzüge KH (3 x 10; siehe S. 30)
Rücken	Kreuzheben LH (3 x 8; siehe S. 39)	Rudern LH (3 x 10; siehe S. 34)	Reverse Flys KH (3 x 8; siehe S. 40)

Programm 2 für zu Hause

	Tag 1	Tag 2	Tag 3
Beine	Kniebeuge KH (3 x 6; siehe S. 47)	Ausfallschritt KH (3 x 10; siehe S. 48f.)	Beinbeuge KH (3 x 6; siehe S. 49)
Brust	Flachbank KH (3 x 10; siehe S. 28)	Schrägbank KH (3 x 8; siehe S. 29)	Überzüge KH (3 x 10; siehe S. 30)
Rücken	Sumo-Kniebeuge KH (3 x 8; siehe S. 46)	Rudern KH (3 x 10; siehe S. 36)	Reverse Flys KH (3 x 8; siehe S. 40)

Programm 3 für unterwegs (täglich)

Beine	Brust	Rücken
Kniebeuge ohne KH (3 x 10; siehe S. 50)	Liegestütz (3 x 10–20; siehe S. 32)	Klimmzüge (3 x 2–10; siehe S. 42)

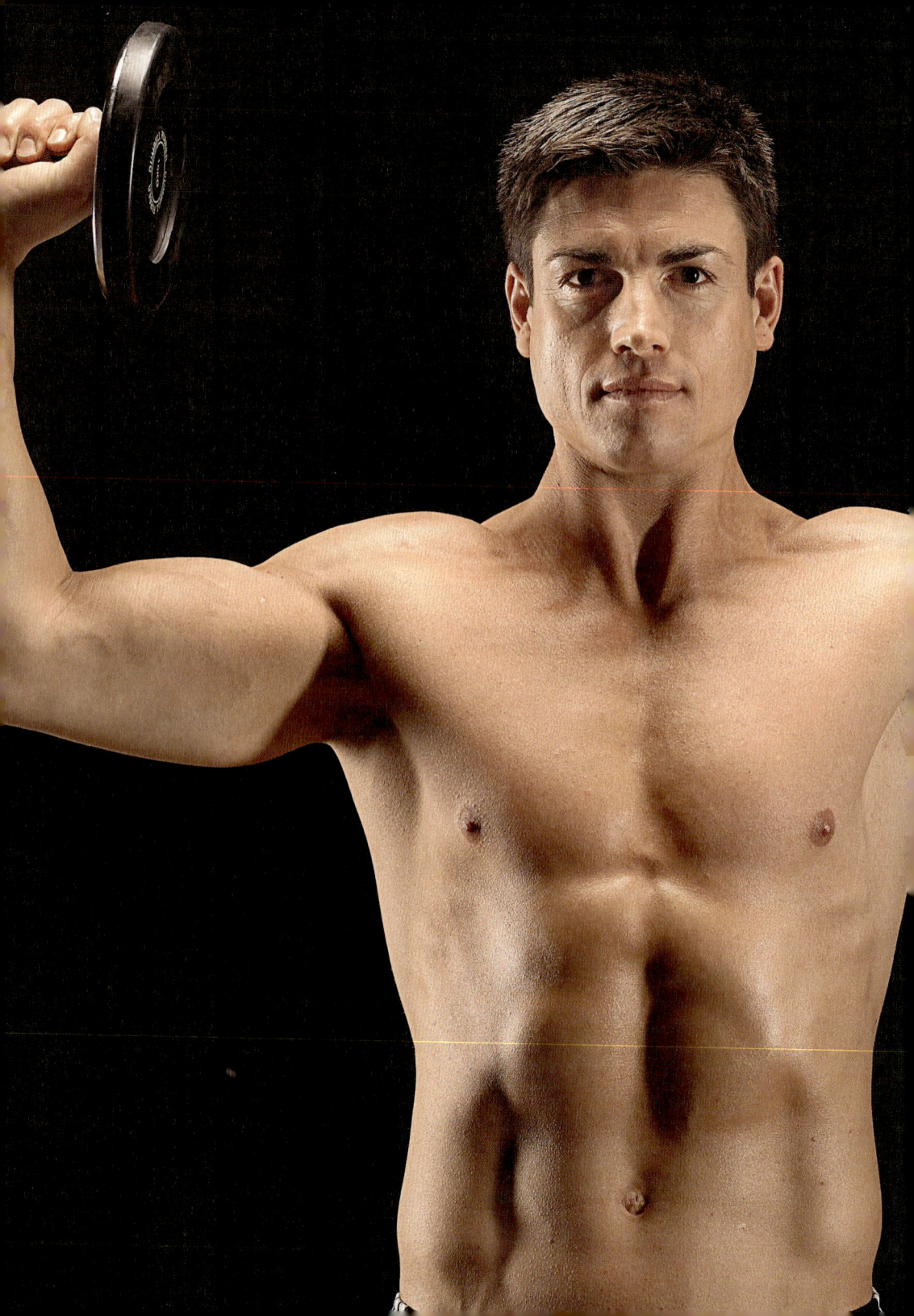

Die glorreichen Sieben

Irgendwann kommt der Zeitpunkt, da genügt es Ihnen nicht mehr, das Fundament – Brust, Rücken und Beine – zu trainieren, da wollen Sie mehr. Kein Problem – mit den »Glorreichen Sieben« geht es Bauch, Schultern und Armen an den Kragen.

Die glorreichen Sieben

Nun erweitern wir das Spektrum um Übungen für Bauch, Schultern, Trizeps und Bizeps. Damit wäre der Körper soweit durchdekliniert und das angestrebte Ganzkörpertraining rundum komplett.

Die »Drei Könige« bewegen die großen Gelenke wie Schultern und Hüfte, sie trainieren die Muskeln rund um Knie und Ellenbogen. Um bei diesen Übungen bessere Ergebnisse zu erzielen, sollten eben nicht nur die betreffenden Muskelgruppen malträtiert werden, sondern auch die unterstützende Muskulatur – und schon sind wir bei den »Glorreichen Sieben«: Schultern, Bauch, Bizeps und Trizeps. Mit den folgenden Übungen können Sie diese Muskeln isoliert trainieren – ganz, wie es die Zeit erlaubt. Auch da bieten wir verschiedene Varianten an, und Sie suchen sich aus, was am besten zu Ihrem Rhythmus passt. Während wir zuvor bewusst auf das separate Hanteln für die Arme verzichtet haben, laden wir jetzt dazu ein, aber auch nur begrenzt, damit der Fokus auf den Rumpf erhalten bleibt.

Obligatorisch – die Bauchübungen

Die Übungen für den Bauch genießen klare Priorität. Allerdings machen 1000 Crunches immer noch kein Waschbrett – wer das anstrebt, muss intensivere Übungen wählen wie die guten alten Sit-ups oder das beliebte Beinheben im Hang. Vielleicht hat Ihr Studio in einer Ecke noch eine Sprossenwand mit dem dazugehörigen Bauchbrett, das wäre das optimale Gerät.

Nun sind auch die Sit-ups nicht ganz ohne und wurden in der Vergangenheit fast komplett von den rückenschonenderen Crunches verdrängt. Sit-ups wurden auf die Reservebank verbannt, weil sie die Hüftbeuger mit aktivieren; das geschieht unwillkürlich und kompensatorisch, wenn die Bauchmuskeln ermüden oder einfach zu schwach sind. In diesen Fällen springen beide Hüftbeuger mit ein und ziehen den Rücken ins Hohlkreuz.

Erst der Crunch, dann der Sit-up

Vielleicht erinnert sich der eine oder andere noch an den heiß gelieb-ten Schulsport: Füße unter die Bank klemmen, Knie anwinkeln und Oberkörper aufrichten – bis der Rücken wehtat, weil die Bauchmus-keln zu schwach und der Hallenboden zu hart waren. Heute wissen wir es besser, und deswegen bitten wir in den ersten Trainings-wochen auch nur zum Crunch.

Davon gibt es so viele schöne Varianten, dass nie Langeweile auf-kommen wird, weder für die Muskeln noch für Sie. Sind die Bauch-muskeln dann kräftig genug, können Sie zu den Sit-ups wechseln. Nun kann es natürlich passieren, dass Sie doch einmal die Hüftbeu-ger mit einsetzen, und das ist auch gut so. Schließlich beugen die Hüftbeuger nicht nur die Hüfte (wobei die Natur sich bestimmt et-was gedacht hat), sie heben auch die Beine in die Höhe, was vor allem beim Laufen recht praktisch ist. Lassen Sie sich also nicht ver-rückt machen: Wenn den Hüftbeugern etwas nicht gut tut, dann das ewige Sitzen auf Bürostühlen oder im Auto.

Schmerz – ein Schutzmechanismus

Wenn Sie bei einer Übung Schmerzen verspüren, sollten Sie die Übung sofort beenden. Sie werden bestimmt nicht mehr vom Trai-ning profitieren, wenn Sie sich bewusst Schmerzen bereiten – und ungesund ist es obendrein.

Wer immer an die Grenzen des Möglichen geht, bis zur muskulären Ausbelastung, bewegt sich auch immer im roten Bereich – und das muss nicht sein. Denn mittlerweile haben wissenschaftliche Studien bewiesen, dass auch ein Training in der dunkelgrünen Zone sehr gute Ergebnisse garantiert.

Manchmal treten Schmerzen auf, weil der Muskel mangels Sauer-stoff mehr Milchsäure (Laktat) produziert, als entsorgt werden kann. Machen Sie dann ein oder zwei Wiederholungen und legen Sie die Hanteln anschließend kontrolliert aus der Hand. Bitte nicht fallen lassen, es könnte auch Ihre Füße treffen. Und dann hält der Schmerz länger an als nur ein paar Sekunden … Machen Sie sich außerdem keine Sorgen wegen des Laktats: Sobald der Muskel pausiert, nor-malisiert sich die Laktatkonzentration wieder.

Sit-ups und Beinheben

Sit-ups Im Studio gibt es verschiedene Möglichkeiten für die Sit-ups: Entweder trainieren Sie auf dem gepolsterten »Roman Chair« oder – besser noch – auf der klassischen Schrägbank. Bei Letzterer können Sie durch die Wahl des Winkels die Intensität der Übung optimal steuern – je steiler das Brett steht, desto schwerer wird's. Wie aber bereits erwähnt, müssen die Bauchmuskeln für diese Übung schon kräftig genug sein – denn wenn die falschen Muskeln ziehen, zieht's auch im Rücken. Auf dem Bauchbrett winkeln Sie die Beine an und bewegen den Oberkörper darauf zu. Dabei rollen Sie den Oberkörper etwas ein, heben ihn dann zu den Knien ab und gleiten langsam wieder zurück. Halten Sie den Rücken dabei waagerecht; in dieser Position ist der Oberkörper als Hebel am längsten, und der Bauch steht mächtig unter Zug. Verharren Sie aber nicht zu lange so; atmen Sie tief aus und bewegen Sie sich kontrolliert wieder zurück.

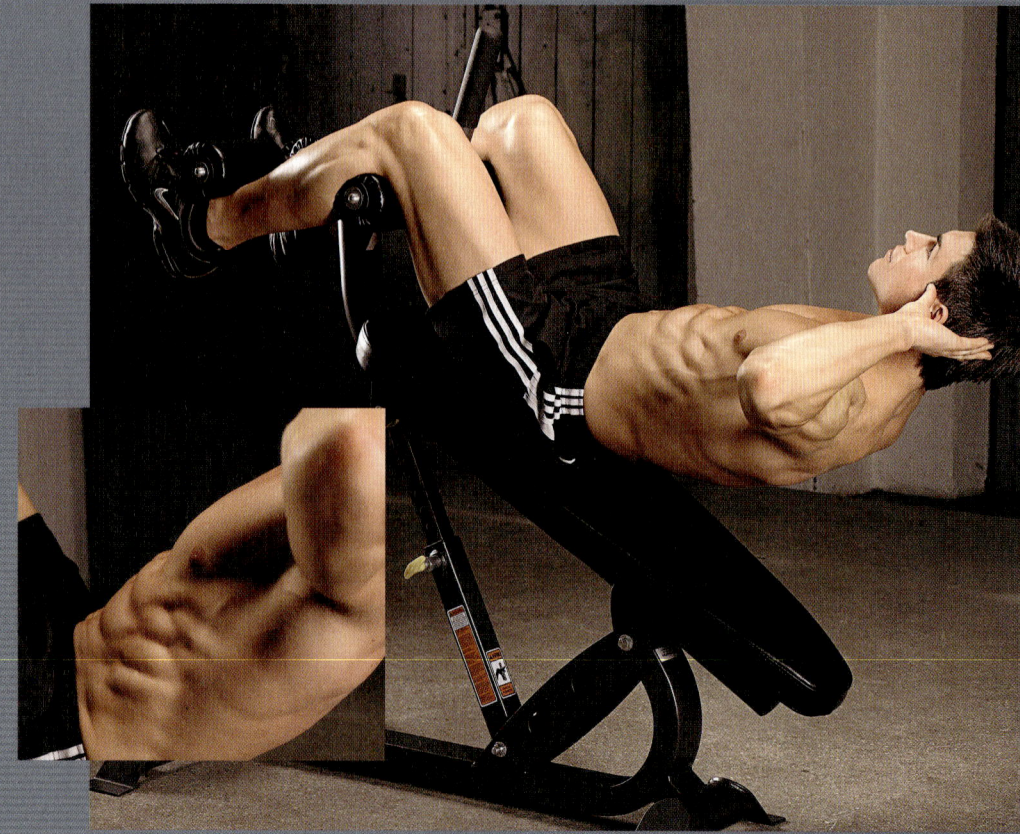

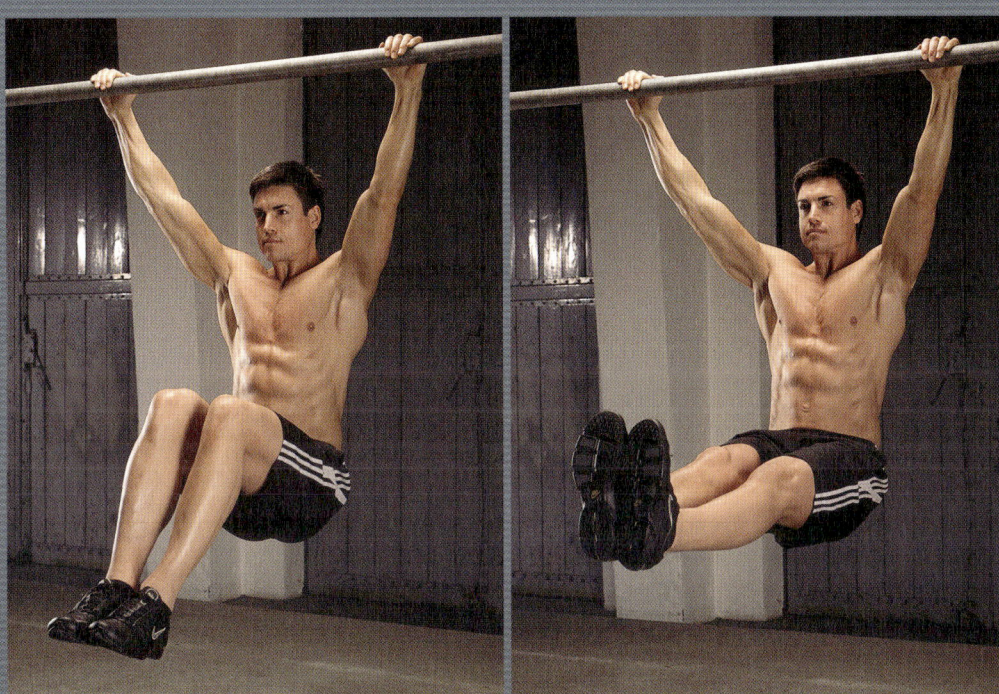

Beinheben Dafür kommt entweder die Sprossenwand oder aber die Klimmzugstange infrage. Hängen Sie sich der Länge nach mit beiden Händen an Wand oder Stange und lassen Sie die Beine baumeln. Spannen Sie Bauch und Po an. Drücken Sie den Po nach vorn, damit der Rücken ganz gerade wird, und heben Sie die gestreckten Beine in die Waagerechte oder höher. Wenn Ihnen das noch zu schwer ist, ziehen Sie die Knie zur Brust und lassen sie anschließend wieder herunter. Atmen Sie beim Heben der Beine aus und in der Entspannungsphase ein.

Wenn Ihnen das Hängen nicht liegt, können Sie das Beinheben auch im Stütz machen. Dafür gibt es ein Gestell mit Rückenlehne, was die Übung zusätzlich erleichtert. Die Bewegung bleibt die gleiche. Wenn Sie im Stütz genügend Kraft gesammelt haben, können Sie es noch einmal mit dem freien Hängen an der Klimmzugstange probieren.

Tipp Falls Sie bei den Sit-ups nun die Gewichte vermissen: Alles zu seiner Zeit. Wenn Sie schon fit genug sind, greifen Sie sich eine kleine Hantel oder eine Scheibe, klemmen sie vor den Bauch oder halten sie gar über den Kopf, was die Übung noch schwerer macht.

Bauchmuskulatur

Bodendrücker und Seitstütz

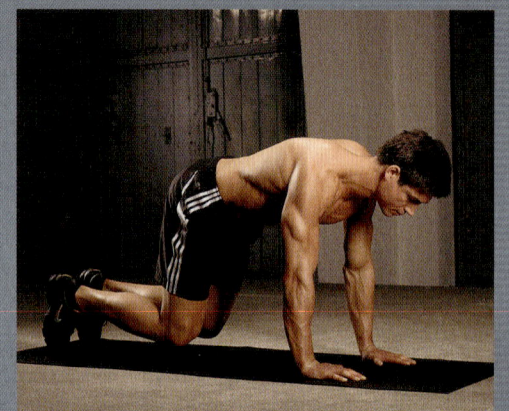

Bodendrücker Sie gehen zu Boden und zwar gleich auf alle viere, den Rücken halten Sie dabei gerade. Sie schauen nach unten, die Arme sind gestreckt, Knie und Zehen haben Bodenkontakt. Spannen Sie nun den Bauch an und heben Sie die Knie vom Boden ab. Eine schöne statische Übung, bei der Sie ruhig weiteratmen und die Spannung im Bauch noch intensivieren können, indem Sie Füße und Hände virtuell aufeinander zu bewegen (virtuell, weil Sie sonst umfallen): Sie bauen von beiden Seiten her einen Zug auf, der sein Zentrum unter der Körpermitte hat.

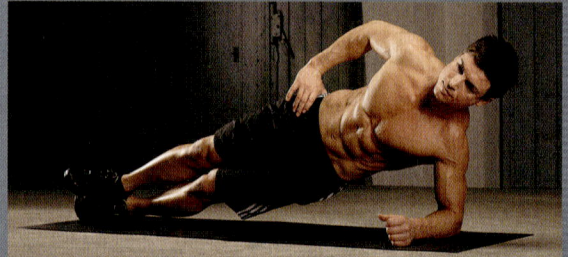

Seitstütz Legen Sie sich auf die Seite und stützen Sie sich dabei auf einen Unterarm; Hüfte und Beine ruhen am Boden.

Heben Sie nun die Hüfte so hoch, dass nur noch der untere Fuß den Boden berührt. Diese Position halten Sie und atmen dabei ruhig weiter.

Um die Übung noch etwas schwerer zu gestalten, spreizen Sie das obere Bein maximal ab. Wenn Sie jetzt immer noch nicht genug haben, können Sie auch noch den oberen Arm über den Kopf strecken. Entweder verharren Sie in der Haltung und trainieren statisch, oder Sie machen den halben Hampelmann und trainieren semi-statisch.

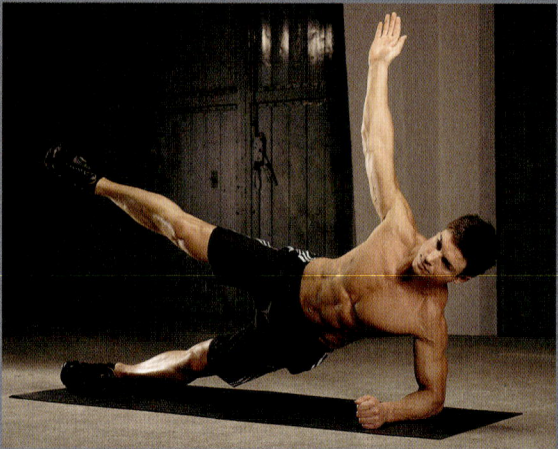

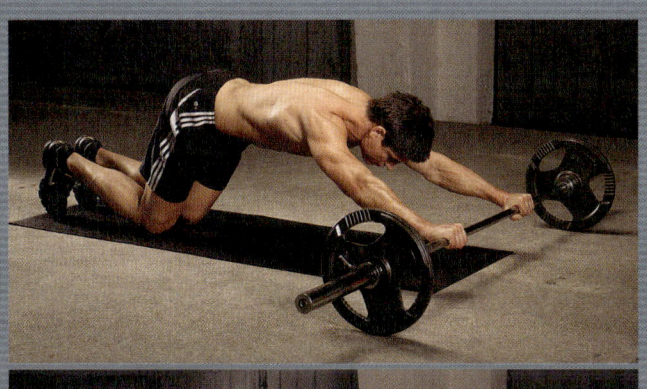

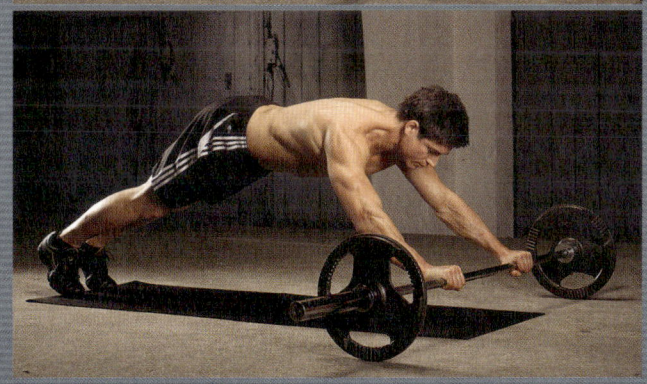

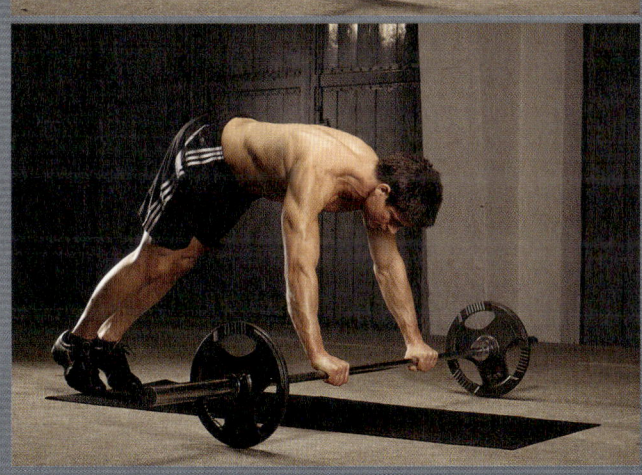

Bodendrücker mit Lang-hantel Sie knien wieder, nur stüt-zen Sie die Hände bei dieser Übung auf eine Langhantel. Aus dieser Position strecken Sie sich in den Liegestütz. Da-mit Rücken und Beine eine Gerade bil-den, rollen Sie mit der Hantel etwas nach vorn; dabei sind die Arme ge-streckt.

Spannen Sie nun die Bauchmuskulatur fest an und ziehen Sie die Hantel zu den Füßen. Die Beine bleiben gestreckt, das Becken wandert nach oben. Rollen Sie die Hantel so weit, bis die Arme senk-recht stehen und noch Spannung in der Bauchmuskulatur besteht. Dabei atmen Sie aus, beim Strecken atmen Sie wieder ein. Die Übung setzt die Kraft für sau-bere Liegestütze voraus, sonst ist sie zu schwer. Bei einer leichteren Variante bleiben Sie auf den Knien und schieben die Hantel aus dieser Position vor und zurück.

Hausarbeit IV – Bauch

Crunches Legen Sie sich auf den Rücken und drücken Sie ihn der Länge nach fest auf den Boden. Der Kontakt wird erleichtert, wenn Sie die Beine anwinkeln; die Oberschenkel stehen dabei senkrecht, die Waden können Sie kreuzen.

Heben Sie nun Kopf und Schultern an und schieben Sie die Schultern in Richtung der Beine – das staucht die Bauchmuskeln zusammen. Eine recht kleine Bewegung im Vergleich zu den Sit-ups, doch für Anfän-

ger besonders geeignet, weil Rücken und Hüftbeuger hierbei keine Rolle spielen. Die Arme können Sie vor der Brust verschränken, mit zu den Beinen schieben oder auch nach hinten strecken. In letzterem Fall wird es schwieriger, weil der Lastarm nun länger und schwerer wird. Sie können aber auch beide Arme zusammen einmal links und einmal rechts an den Beinen vorbeiführen – und schon sind die schrägen Bauchmuskeln verstärkt mit im Spiel.

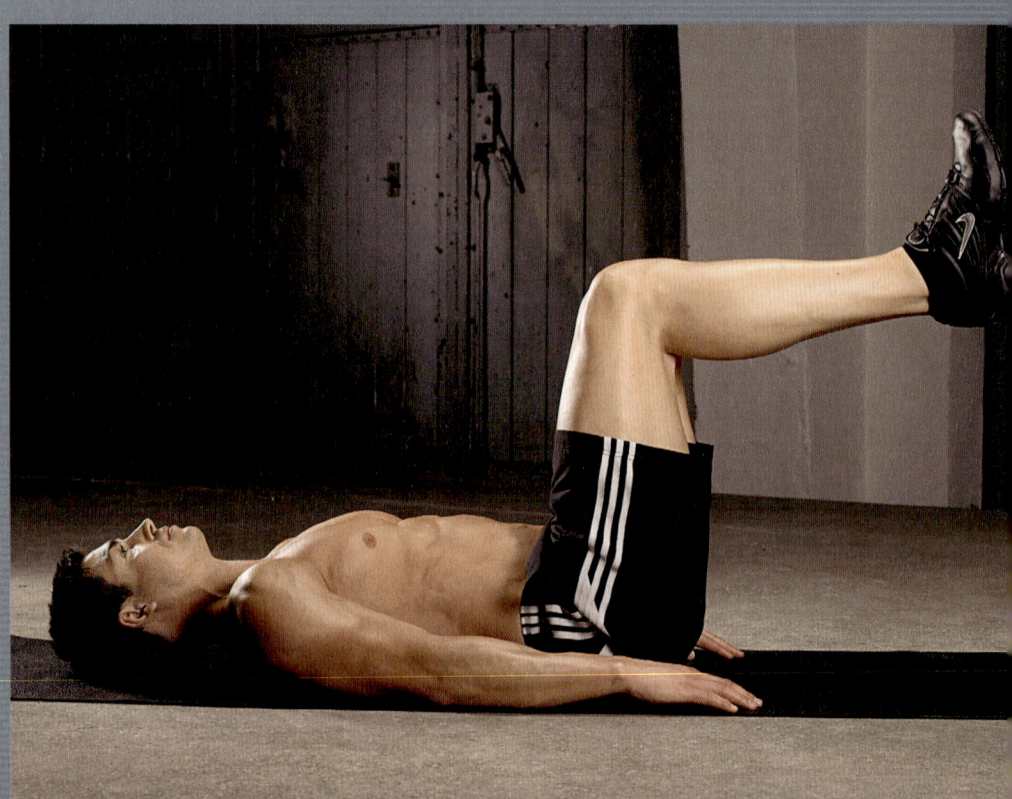

Bauchmuskulatur

Eine weitere Übungsvariante ist der »Käfer«: Auf dem Rücken liegend ziehen Sie ein Bein an und halten das andere gerade in der Schwebe. Dem Wechsel von Ausstrecken und Anziehen der Beine folgt synchron die Bewegung der Arme: Einer wird nach hinten gestreckt, der andere wird nach vorn geschoben. Eine recht dynamische Bauchübung, die etwas Platz erfordert.

Tipp Crunches machen Sie ab heute täglich – damit Ihr Bauch sich einerseits wieder an seine alte Form gewöhnt und andererseits auch den vielen stützenden Aufgaben im Körper gerecht wird. Wenn Sie den ganzen Tag sitzen oder sitzen müssen und den Bauch mit Nichtstun malträtieren, so hat er dafür als Wiedergutmachung mehr Aufmerksamkeit verdient. Also: Gleich nach dem Aufstehen wieder hinlegen und den Bauch anspannen. Unterstützt wird die tägliche Mini-Mühe mit der richtigen Atemtechnik, die durch maximales Einziehen des Bauchs beim Ausatmen ebenfalls die Bauchmuskeln kräftigt.

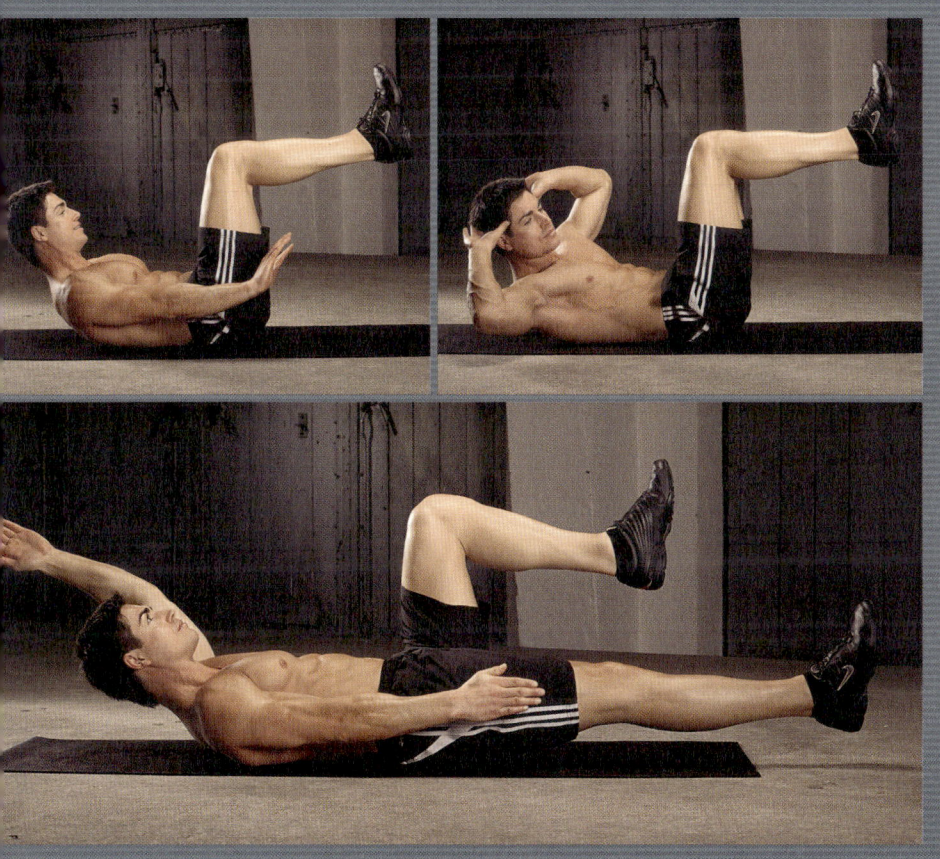

Schultermuskulatur

Frontpress und Nackendrücken mit Langhantel

Frontpress und Nackendrücken
Stellen Sie sich bequem hin, die Füße sind schulterbreit auseinander. Der Rücken ist gerade, der Bauch angespannt, der ebenfalls angespannte Po drückt nach vorn. Bei dieser Übung soll das Hohlkreuz bewusst vermieden werden. Gehen Sie nun in die Knie und greifen Sie die Hantel ähnlich breit wie beim Bankdrücken. Richten Sie sich auf und stemmen Sie die Hantel nach oben; die Arme sind dabei durchgestreckt.

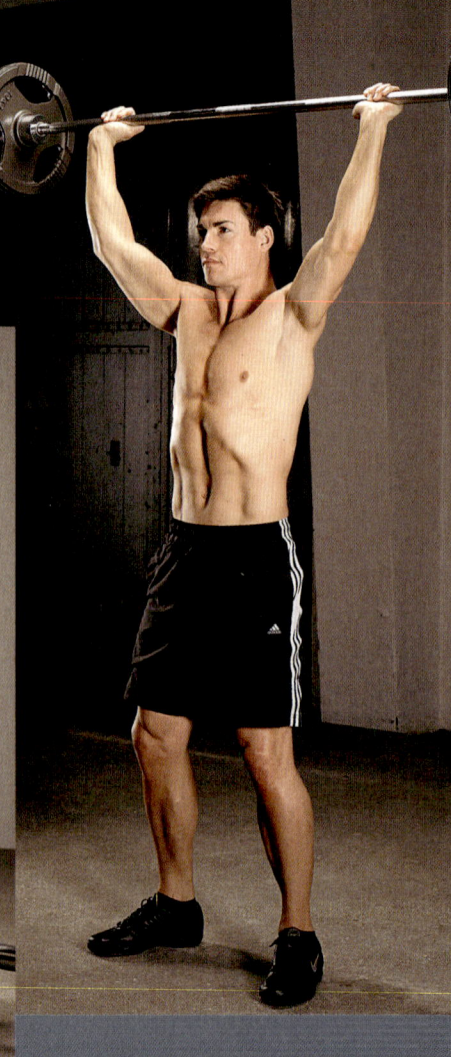

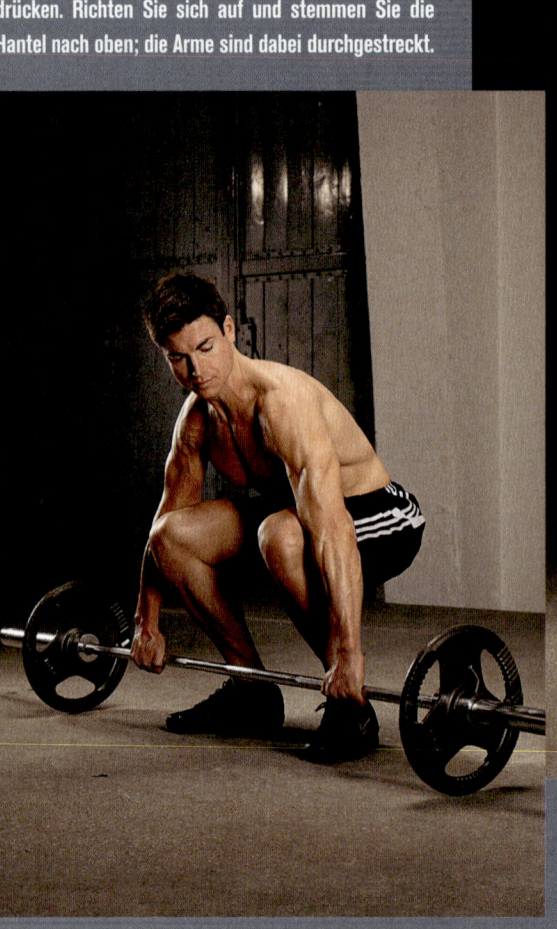

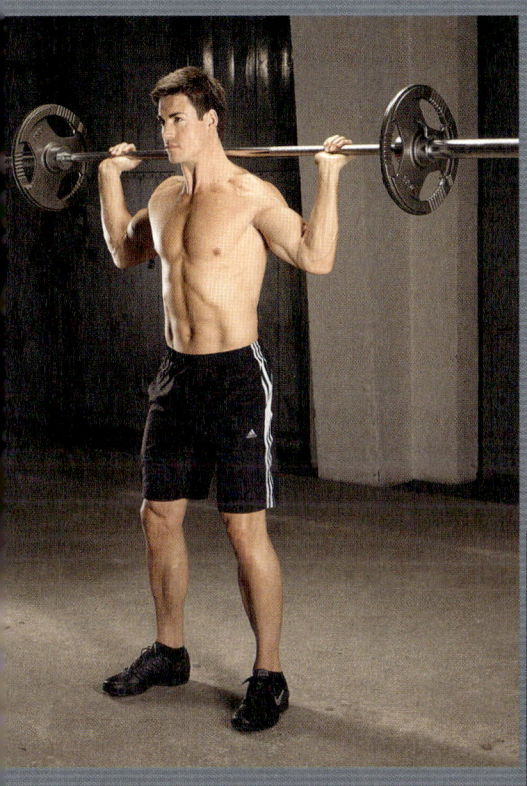

Nun haben Sie die Wahl: Entweder senken Sie das Gewicht in den Nacken – das wäre das klassische Nackendrücken – oder Sie setzen die Hantel auf Höhe des Schlüsselbeins ab – das wäre dann der Frontpress. Sollte Ihnen der Weg bis dorthin zu lang sein, würde es auch genügen, die Hantel auf Augenhöhe abzusenken und anschließend wieder nach oben zu stemmen. Können Sie sich nicht entscheiden oder kommt Ihnen die Belastung zu einseitig vor, probieren Sie doch abwechselnd beide Varianten. Wichtig ist die Spannung im Bauch; wenn Sie spüren, dass Sie diese nicht halten können, sollten Sie die Übung beenden oder ein leichteres Gewicht wählen. Für den Anfang reicht auch die Hantelstange ohne Gewicht.

Tipp Sie können sich natürlich auch auf eine Bank setzen, sich entspannt zurücklehnen und so die Übung absolvieren. Dann bleibt es eine reine Schulterübung und wirkt weniger auf die Rumpfmuskulatur. Der Nachteil ist in dem Fall nur die Langhantel, die Sie erst dorthin manövrieren müssen. Eine Alternative ist die Multipresse: Dabei wird die Stange in einem Gestell geführt, Sie können das Gewicht auch im Sitzen problemlos einhaken und sichern, wenn die Kraft schwindet.

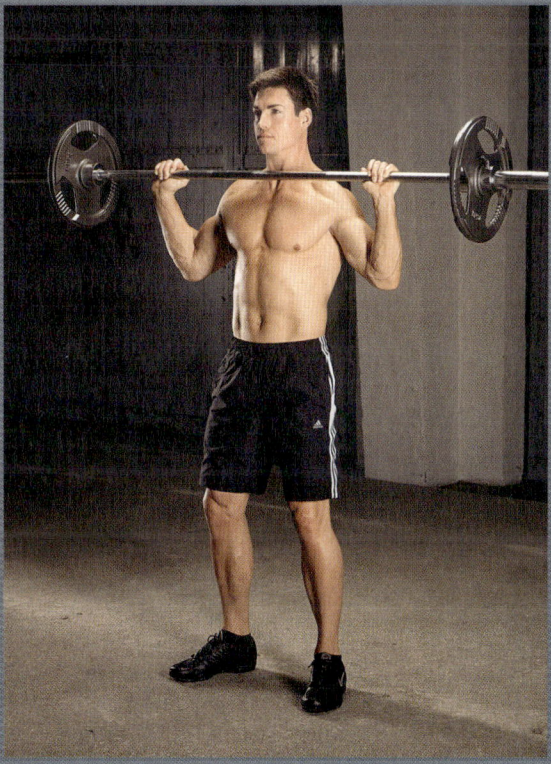

Schultermuskulatur

Schulterpresse mit Kurzhanteln

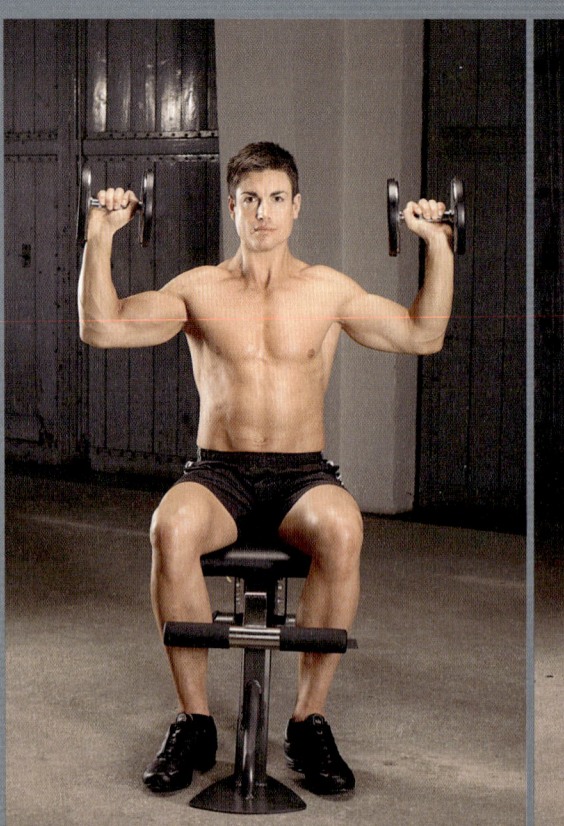
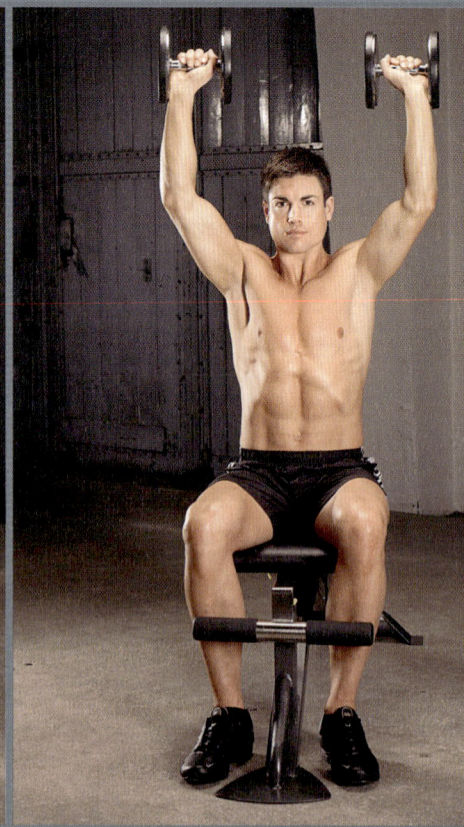

Schulterpresse im Sitzen Stellen Sie die Rückenlehne der Schrägbank ganz steil und heben Sie auch die variable Sitzfläche um eine Stufe an. Die Beine stützen Sie an den Hantelständern ab und stemmen sich so in den Sitz, dass der Rücken auf jeden Fall am Polster anliegt – ähnlich wie beim Bankdrücken.

Heben Sie die Hanteln auf die Höhe der Schultern, die Finger zeigen nach vorn. Stemmen Sie die Hanteln nach oben; die Arme sind am Ende der Bewegung nicht ganz durchgedrückt, damit die Spannung in den Muskeln erhalten bleibt. Beim Hochdrücken atmen Sie aus, beim Herunterlassen der Gewichte atmen Sie tief ein. Wenn Sie frei sitzen – ohne Lehne –, müssen Sie den Rücken gut anspannen.

Die Übung können Sie auch im Stehen absolvieren; das sieht man allerdings selten und bleibt eher der Langhantel vorbehalten.

Eine andere Variante ist die »Arnold-Presse«: Wenn Sie die Arme wieder heruntergenommen haben, drehen Sie die Unterarme vor die Brust und bringen so die Hanteln vor dem Gesicht zusammen. Dann öffnen Sie die Position wieder mit einer Drehung nach außen und drücken die Hanteln erneut nach oben.

Da Sie mit der Rückenlehne eine stabile Position haben, erlaubt es Ihnen der Sitz zwar, später schwerere Gewichte zu wählen, versuchen Sie es jedoch auch einmal ohne Lehne, mit geradem Rücken und mithilfe der Bauchmuskeln.

Tipp Sie können die Arme auch abwechselnd strecken und wieder senken, es muss nicht immer alles parallel laufen. Sie können die Hanteln mit den Händen z. B. auch nach innen drehen und dann die Gewichte heben oder sie am Endpunkt der Bewegung drehen und so wieder herunterlassen. Darin besteht ja gerade der Reiz der Hanteln: Sie können eigentlich machen, was Sie wollen, und sind zum Probieren eingeladen.

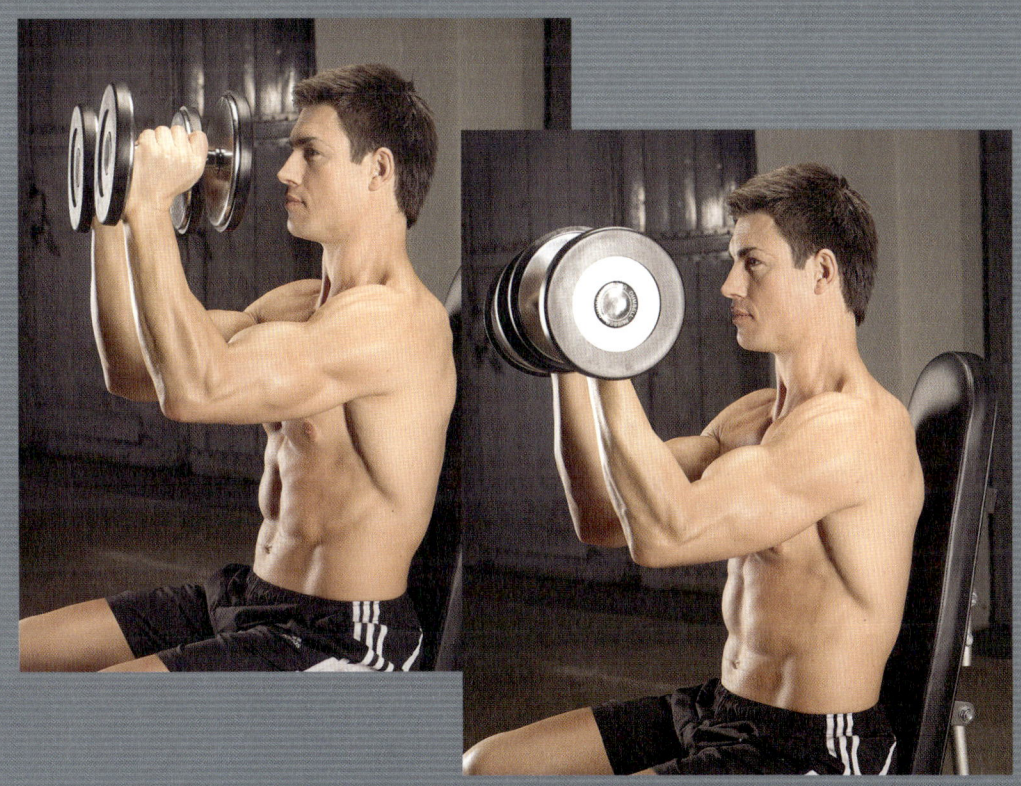

Seitheben und Frontheben mit Kurzhanteln

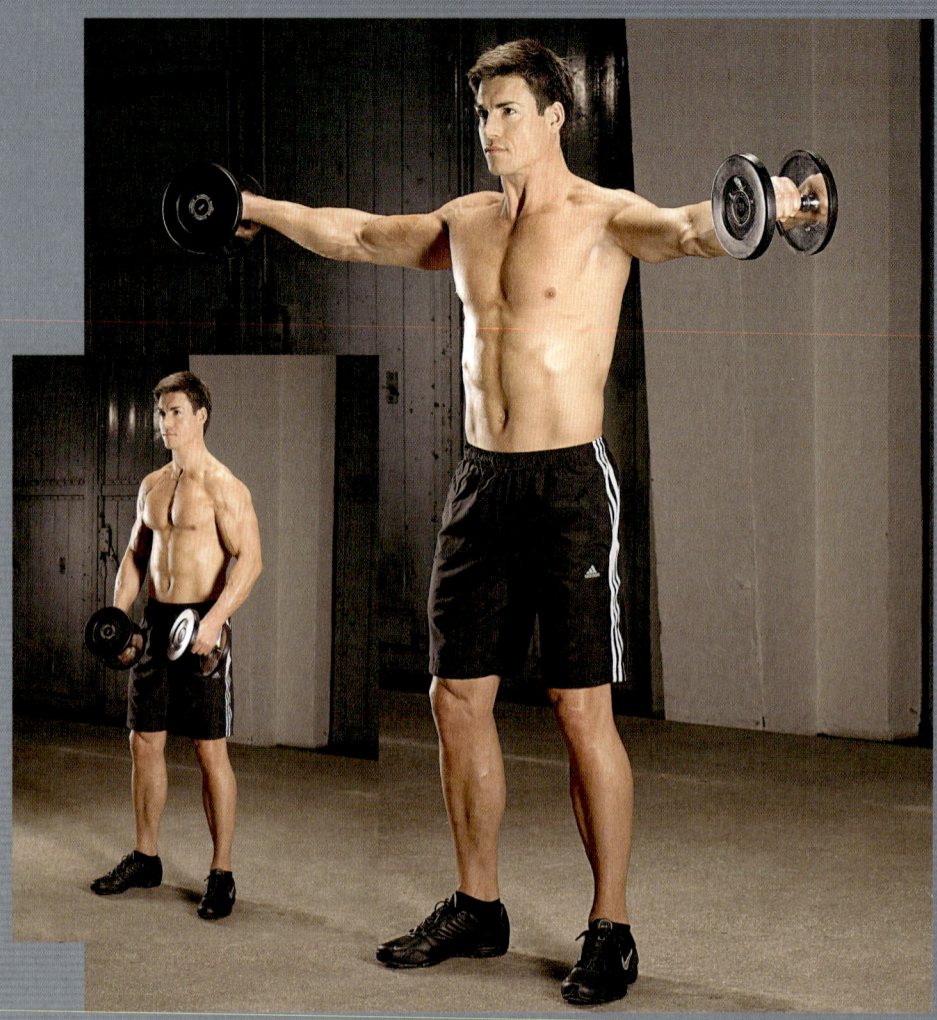

Seitheben im Stehen Sie stehen aufrecht mit schulterbreit geöffneten Beinen, die Knie sind leicht gebeugt, der Po ist nach vorn geschoben, der Rücken gerade.

Die Hanteln halten Sie seitlich am Körper. Heben Sie die Hanteln mit gestreckten Armen bis auf Kopfhöhe. Dabei atmen Sie aus. Wenn Sie die Arme wieder sinken lassen, atmen Sie ein.

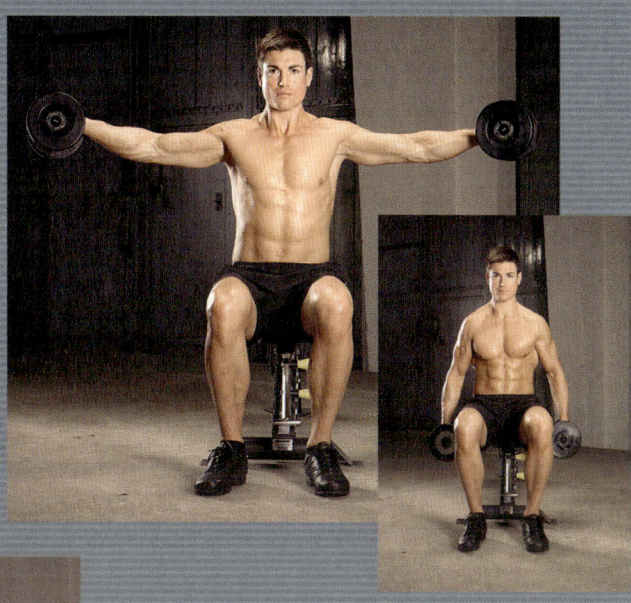

Seitheben im Sitzen Sie können die Übung auch im Sitzen durchführen und den Oberkörper dabei etwas vorbeugen. Wenn Sie nun noch die Arme etwas anwinkeln, eindrehen und heben, werden auch die Rotatoren rund um das Gelenk mittrainiert. Stehen Sie nach dieser Übung auf, beugen Sie sich vornüber und wiederholen Sie die Übung in dieser Position.

Frontheben im Stehen Nehmen Sie die gleiche Ausgangsposition wie oben ein – nur die Haltung der Hanteln weicht ab, bei dieser Übung zeigen die Finger nach vorn. Lassen Sie die Arme gestreckt und heben Sie die Gewichte vor der Brust bis auf Gesichtshöhe. Das kann mit beiden Armen gleichzeitig oder auch abwechselnd erfolgen. Frontheben können Sie auch mit der Langhantel machen – dann aber nicht schwindeln und mit Schwung die Übung abfälschen. Lieber weniger Gewicht wählen.

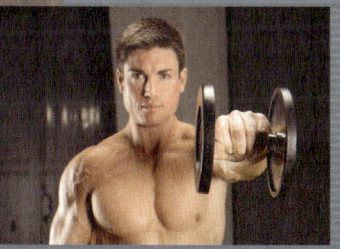

Schultermuskulatur

Schulterheben mit Lang- und Kurzhantel

Schulterheben Stellen Sie sich aufrecht hin, die Füße sind schulterbreit auseinander, die Knie sind leicht gebeugt. Der Rücken ist gerade, der Bauch angespannt, der Po drückt nach vorn.

Greifen Sie die Langhantel mit gestreckten Armen schulterbreit und halten Sie sie vor den Oberschenkeln. Ziehen Sie nun die Schultern hoch. Achten Sie penibel auf die Haltung: Wirklich die Schultern hochziehen und nicht den Kopf runter! Bevor es zu einer solchen Ausweichbewegung kommt, sollten Sie ein leichteres Gewicht wählen.

Wenn Sie die Übung mit Kurzhanteln durchführen, wird Ihr Aktionsradius entsprechend größer, weil Sie die Gewichte neben dem Körper halten. So können Sie die Schultern besser rollen, heben, nach hinten ziehen, senken, nach vorn schieben und wieder heben. Sie können die Runde vorwärts oder rückwärts machen, wie es Ihnen beliebt. Hauptsache, der Rücken bleibt dabei aufrecht und gerade.

Eine weitere Variante des Schulterhebens haben Sie bereits kennengelernt: als »Rudern im Stehen« (siehe S. 34ff.). Diese Übung können Sie an dieser Stelle natürlich auch durchführen, wenn Sie möchten.

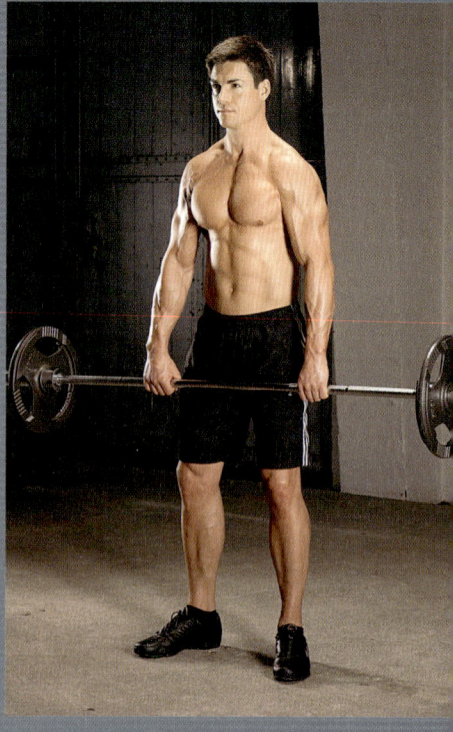

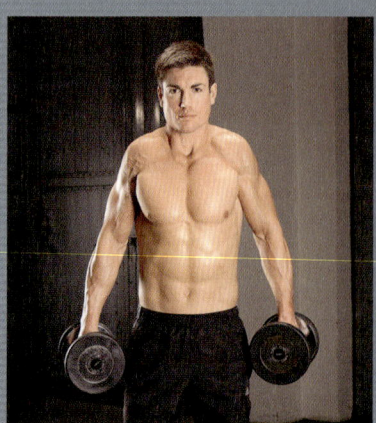

Tipp Machen Sie Ihre Schultern stark – und beweglich. Letzteres bleibt leider oft auf der Strecke, doch dagegen helfen unsere Übungen. Die auf den ersten Blick vielleicht nicht zwingend notwendig erscheinen – denn beim Ziehen und Drücken, Heben und Halten sind die Schultern ja immer mit dabei. Die Schultern können aber noch viel mehr: Am liebsten rotieren sie, und deshalb ist das vermeintlich langweilige Schulterheben ziemlich wichtig. Sie können auch mit sehr leichten Gewichten die Arme kreisen lassen und dabei den ganzen Aktionsradius nutzen.

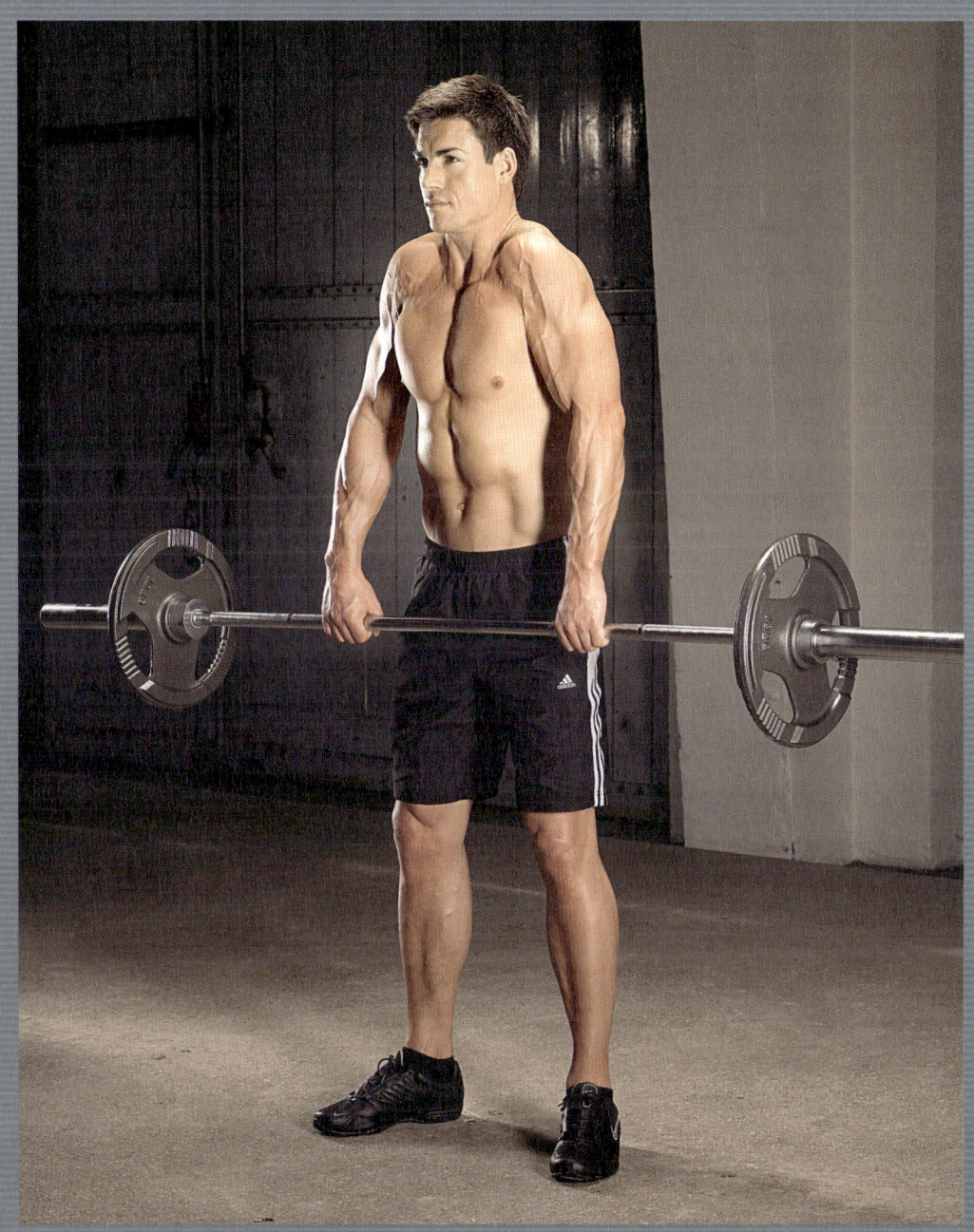

Schultermuskulatur

Hausarbeit V – Schultern

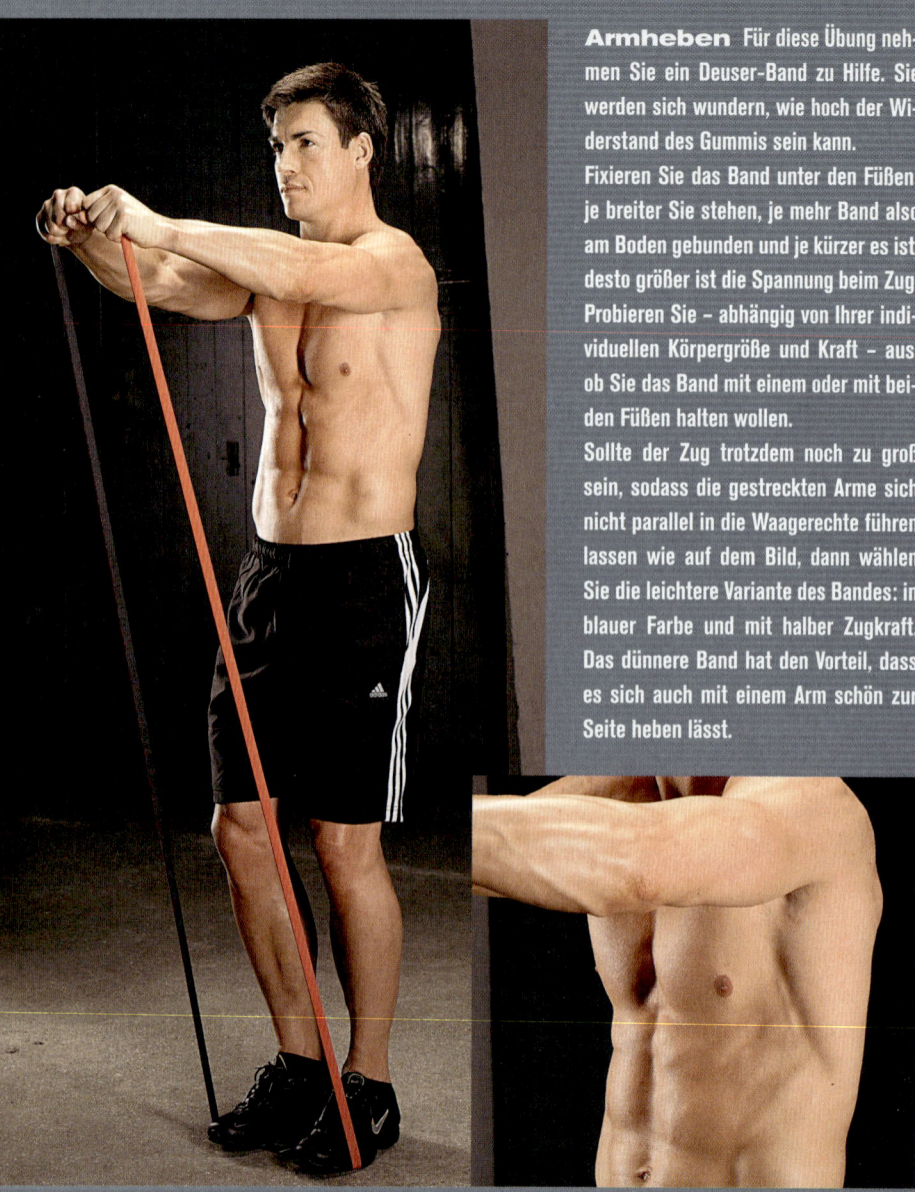

Armheben Für diese Übung nehmen Sie ein Deuser-Band zu Hilfe. Sie werden sich wundern, wie hoch der Widerstand des Gummis sein kann.

Fixieren Sie das Band unter den Füßen; je breiter Sie stehen, je mehr Band also am Boden gebunden und je kürzer es ist, desto größer ist die Spannung beim Zug. Probieren Sie – abhängig von Ihrer individuellen Körpergröße und Kraft – aus, ob Sie das Band mit einem oder mit beiden Füßen halten wollen.

Sollte der Zug trotzdem noch zu groß sein, sodass die gestreckten Arme sich nicht parallel in die Waagerechte führen lassen wie auf dem Bild, dann wählen Sie die leichtere Variante des Bandes: in blauer Farbe und mit halber Zugkraft. Das dünnere Band hat den Vorteil, dass es sich auch mit einem Arm schön zur Seite heben lässt.

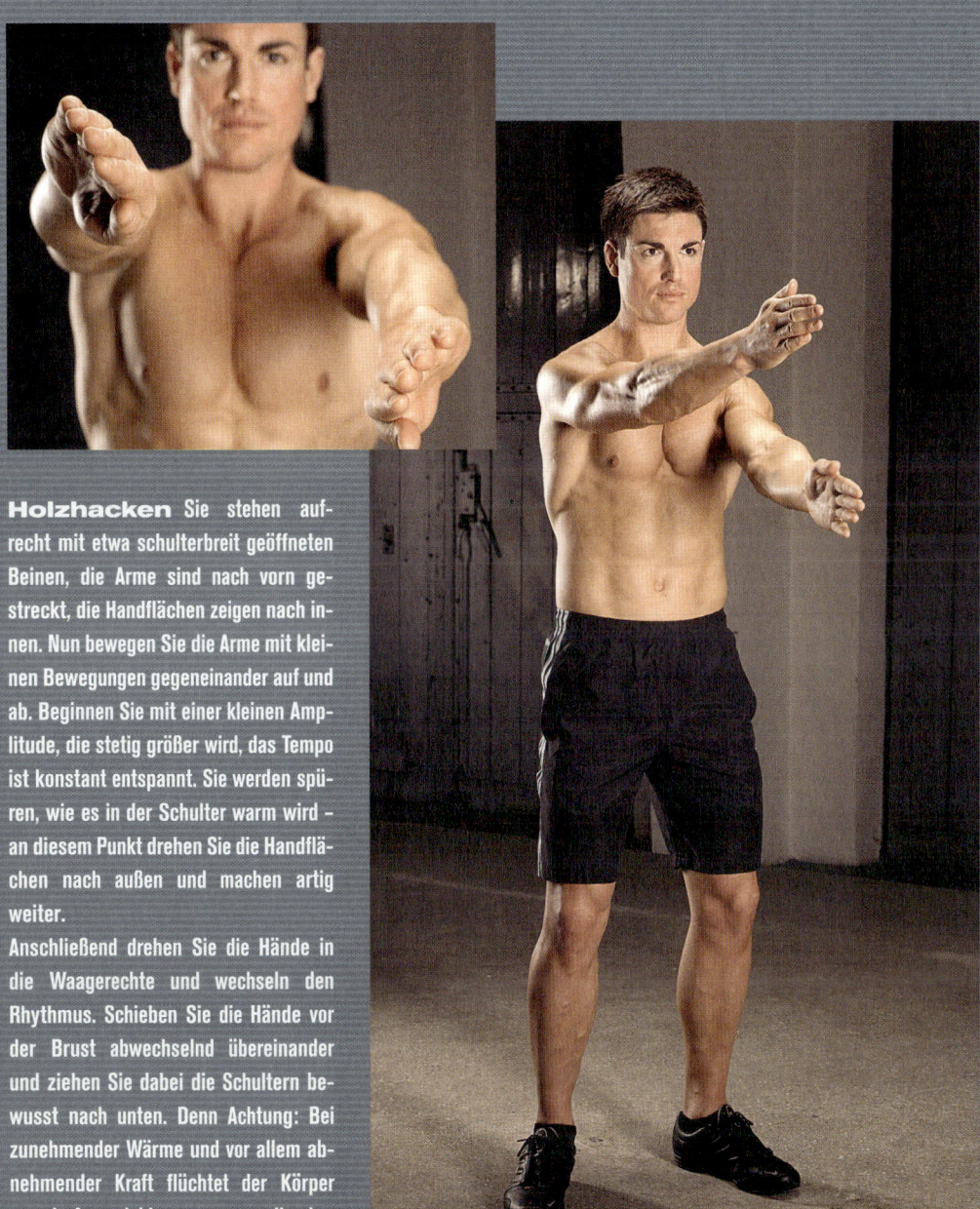

Holzhacken Sie stehen aufrecht mit etwa schulterbreit geöffneten
Beinen, die Arme sind nach vorn gestreckt, die Handflächen zeigen nach innen. Nun bewegen Sie die Arme mit kleinen Bewegungen gegeneinander auf und
ab. Beginnen Sie mit einer kleinen Amplitude, die stetig größer wird, das Tempo
ist konstant entspannt. Sie werden spüren, wie es in der Schulter warm wird –
an diesem Punkt drehen Sie die Handflächen nach außen und machen artig
weiter.

Anschließend drehen Sie die Hände in
die Waagerechte und wechseln den
Rhythmus. Schieben Sie die Hände vor
der Brust abwechselnd übereinander
und ziehen Sie dabei die Schultern bewusst nach unten. Denn Achtung: Bei
zunehmender Wärme und vor allem abnehmender Kraft flüchtet der Körper
gern in Ausweichbewegungen – die aber
stehen auf dem Index!

Trizeps-Drücken mit der SZ-Hantel

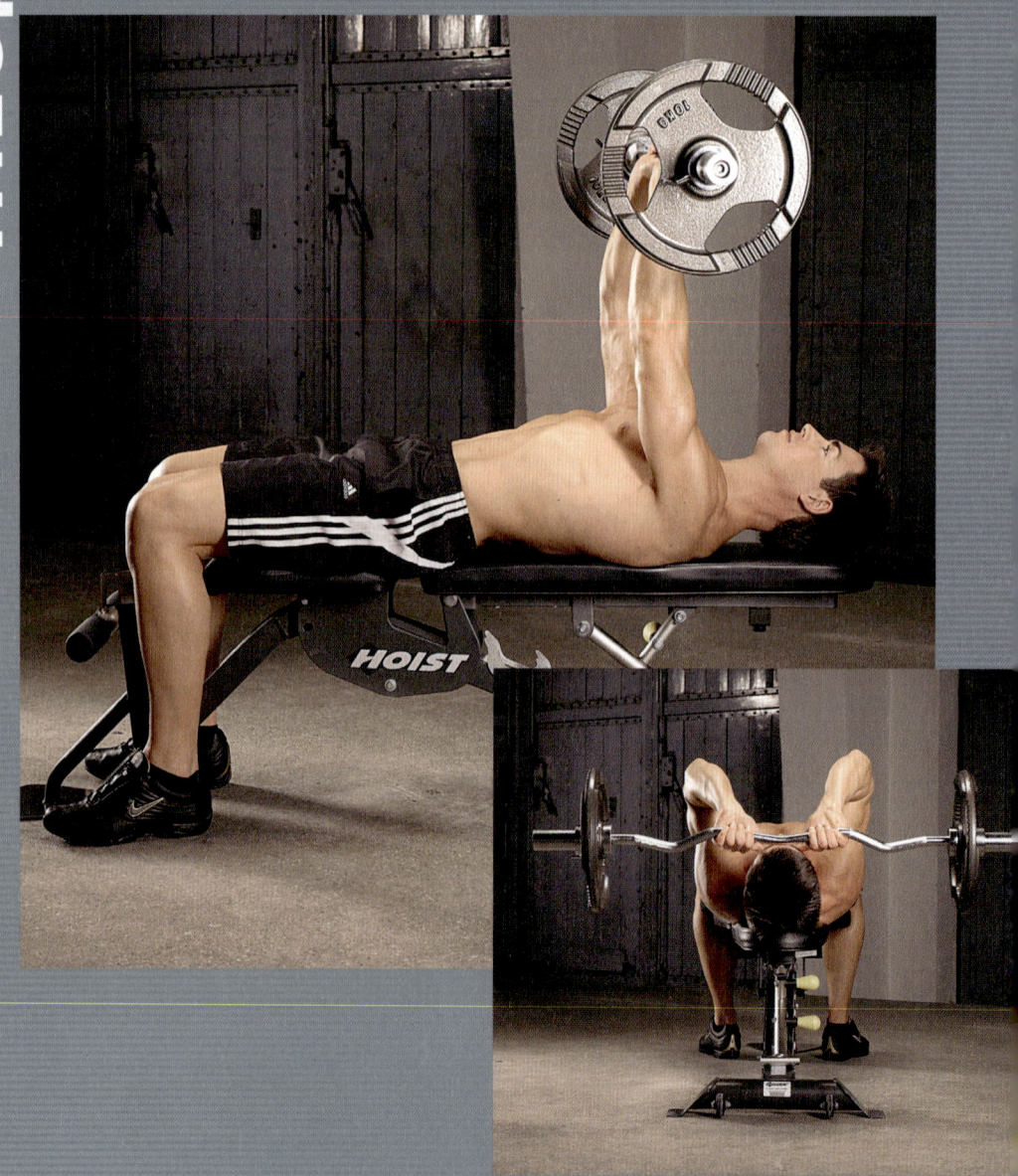

Trizeps-Drücken Endlich ist es soweit: Die Arme kommen an die Reihe! Und das absichtlich so spät, weil sie ja bereits die ganze Zeit mittrainiert wurden. Nun aber gibt es noch ein paar Extra-Übungen, sozusagen on top.

Beginnen wir mit der SZ-Hantel, der für die Handarbeit speziell gebogenen Stange. Ihre Biegungen weisen den Fingern gewissermaßen den Weg: Ob Sie breit greifen oder eng, Sie können die Handgelenke gerade halten, und das ist anfangs ganz besonders wichtig.

Damit Ihnen bei den ersten Workouts die Stange nicht aus den Händen gleitet, greifen Sie sie von oben, stemmen sie über den Kopf und halten sie dort. Egal ob Sie sitzen oder stehen: Halten Sie die Oberarme eng am Kopf, die Ellenbogen zeigen nach vorn. Es liegt in der Natur der Übung, dass Letztere immer zur Seite ausweichen wollen; das vereiteln Sie jedoch, indem Sie die Gelenke ganz bewusst in Position halten.

Das gilt auch für den Fall, dass Sie liegen und das Gewicht über Ihrem Gesicht schwebt. Bei dieser Variante kostet es zwar etwas mehr Kraft, auf die Ellenbogen zu achten, es lohnt sich aber.

Im Sitzen oder Stehen lassen Sie die Hantel so weit wie möglich hinter dem Kopf herunter, die Oberarme bewegen sich dabei nicht. Sie bewegen sich schon gar nicht, wenn Sie das Gewicht wieder anheben und die Arme strecken. Achten Sie darauf, dass dies nicht mit einem Ruck der Arme nach vorn einhergeht – Ausweichbewegung. Nur der Trizeps zieht sich zusammen

und die Stange dadurch hoch, einzig ausatmen dürfen und sollen Sie dazu.

Das Gleiche gilt, wenn Sie die Übung im Liegen durchführen: Senken Sie die Stange vorsichtig zur Stirn und ziehen Sie dann wieder richtig an; die Oberarme aber bleiben die ganze Zeit senkrecht.

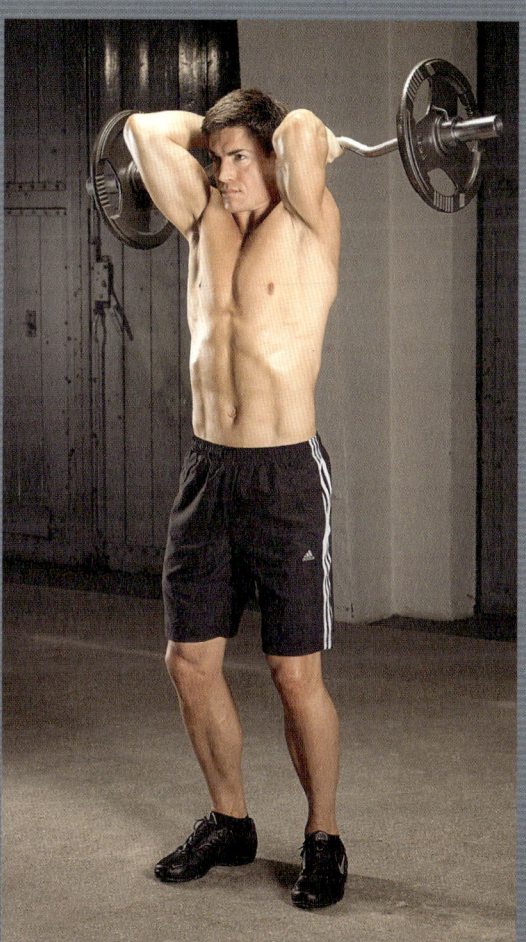

Oberarmmuskulatur · Trizeps

Trizeps-Drücken mit Kurzhanteln

Beidhändig mit einer Kurzhantel Das Trizeps-Drücken, bei dem Sie mit beiden Händen eine schwere Kurzhantel greifen, ähnelt dem mit der SZ-Hantel. Legen Sie beide Daumen und Zeigefinger um den Griff unterhalb der Scheiben, so als würden Sie fangen. Wenn Sie das Gewicht hochheben, liegt die Scheibe in den Handtellern auf. In dieser Position stemmen Sie die Hantel über den Kopf. Danach gilt Ihre Aufmerksamkeit wieder den Ellenbogen und den fixierten Oberarmen, egal in welcher Trainingslage.

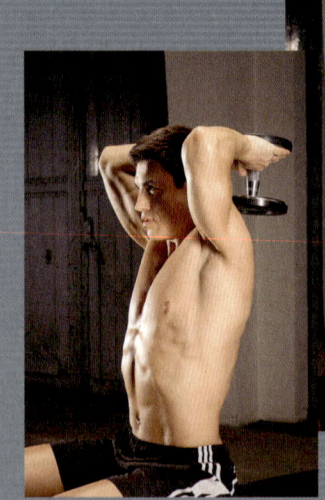
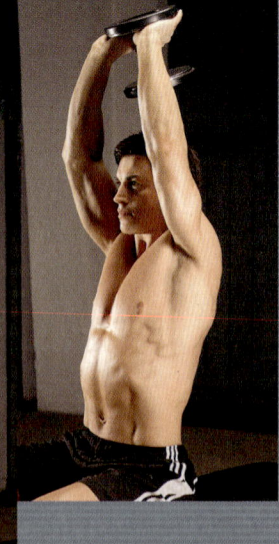

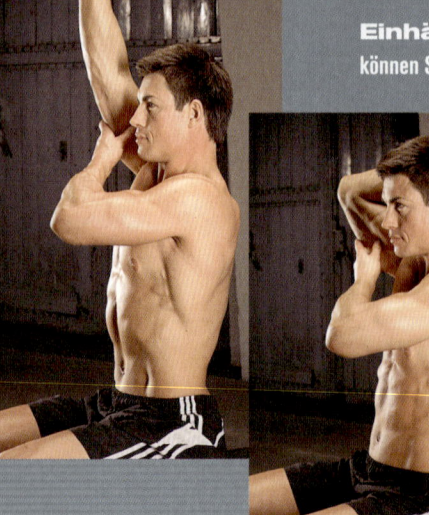

Einhändig mit einer Kurzhantel Diese Übung können Sie sowohl im Sitzen als auch im Stehen durchführen, ganz nach Belieben.

Fassen Sie mit einer Hand eine Kurzhantel am Griff. Drücken Sie sie nach oben und winkeln Sie dann langsam den Unterarm an – das geht ja noch von allein. Dabei atmen Sie ein.

Bringen Sie nun den Unterarm wieder nach oben; dies können Sie mit der freien Hand unterstützen, indem Sie den Oberarm damit in Position halten und so ein Ausweichen verhindern.

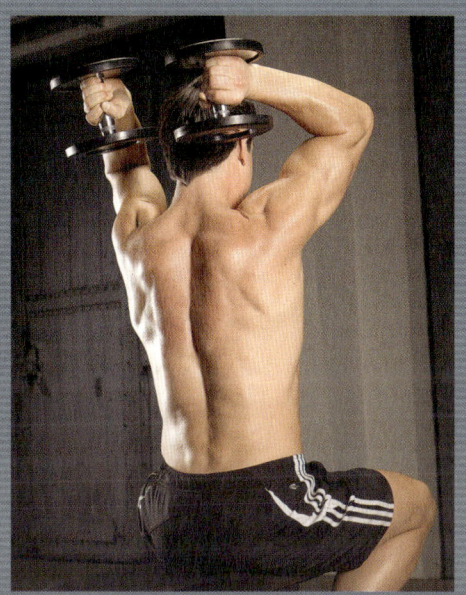

Einhändig mit zwei Kurzhanteln Die dargestellte Übung entspricht der vorherigen, nur trainieren Sie jetzt wieder stereo. Eine willkommene Alternative – nur nicht wirklich geeignet für schwere Gewichte. Sie taugt eher als Zeitvertreib zwischen zwei Kniebeuge-Sätzen.

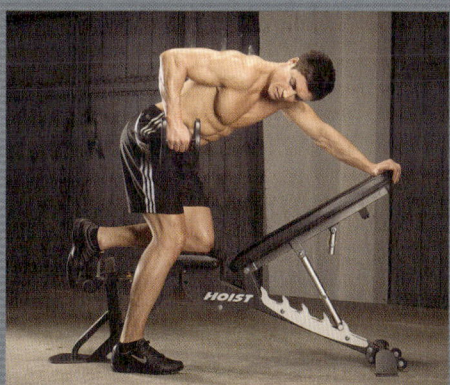

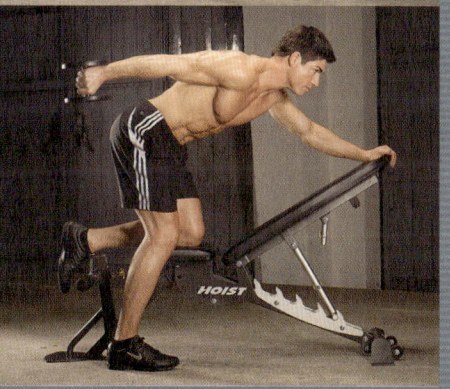

Kickbacks Eine gern gemachte Übung mit der Kurzhantel, obwohl sich der Kabelzug eigentlich besser eignet, da die Hantel die Hälfte der Strecke dank der Schwerkraft schon von allein bewältigt.
Lehnen Sie den Oberkörper nach vorn, halten Sie sich mit der freien Hand an einer Banklehne fest und strecken Sie den Arm mit der Hantel so weit wie möglich nach hinten.
Winkeln Sie nun den Unterarm an (kleiner Bizepscurl), der Oberarm bleibt noch in Position. Strecken Sie den Unterarm dann wieder nach hinten durch. Das strengt an, und darum atmen Sie auch mit dieser Bewegung aus.

Oberarmmuskulatur Trizeps

Hausarbeit VI – Trizeps

Dips & Bankbeuge Eine der besten Trizepsübungen ohne Hanteln kennen Sie bereits: den Liegestütz mit enger Handstellung. Eine nicht minder populäre Variante ist der Barrenstütz mit dem englischen Namen »Dip«.

Sie stellen sich einfach in das Gestell, hüpfen in den Stütz, halten den Rücken gerade, winkeln die Unterschenkel an und senken den Oberkörper langsam zwischen den Metallholmen ab. Sehen Sie dabei nach vorn und nicht nach unten, weil Sie sonst automatisch nach vorn kippen und die Körperstatik hin wäre.

Lassen Sie den Körper anfangs auch nur ein wenig sinken, die Schultern müssen die Bewegung erst verinnerlichen. Drücken Sie sich lieber kraftvoll nach oben, zur Freude der Trizepsmuskeln. Bei der Übung dürfen Sie am Ende auch die Arme ganz durchdrücken, der Trizeps bleibt auf jeden Fall angespannt.

Sie können die Übung zu Hause simulieren, indem Sie sich zwischen zwei Stühle setzen, mit den Händen auf den Sitzflächen abstützen und nach oben drücken. Die Fersen ruhen dabei entweder auf dem Boden oder auf einem dritten Stuhl.

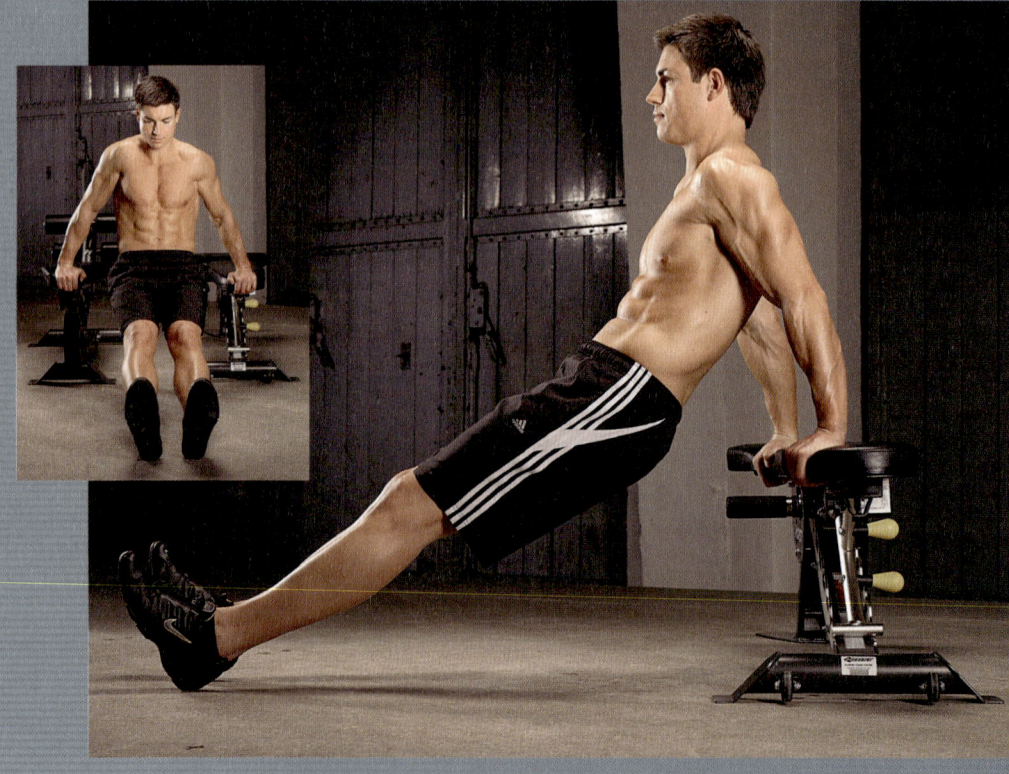

Diese Turnerei lässt sich auch auf einer Parkbank absolvieren oder auf einer Bank im Fitnessstudio – dann
heißt sie allerdings Bankbeuge.

Stützen Sie sich hinter Ihrem Rücken auf die Kante
einer Bank und halten Sie sich dort fest. Die Beine
sind nach vorn ausgestreckt, die Füße ruhen auf dem
Boden oder auf einer anderen Bank gegenüber. Der
Rücken ist gerade, der Bauch angespannt. Senken Sie
in dieser Position den Körper vorsichtig ab und atmen
Sie dabei ein; wenn Sie ihn wieder hoch drücken, atmen Sie aus.

Tipp Beide Übungen gelten ebenfalls als Komplexübungen, weil so viele verschiedene Muskeln
am Gelingen beteiligt sind. Allerdings dürfte die
Belastung für die Schultern eher ungewohnt sein;
machen Sie deshalb bei jeder sich bietenden Gelegenheit einen Satz Dips und tauchen Sie so
langsam in die Welt der Kraftmeier ein, die sich
noch Gürtel mit Gewichten um die Taille schnallen,
wenn das Körpergewicht als Widerstand nicht
mehr ausreicht.

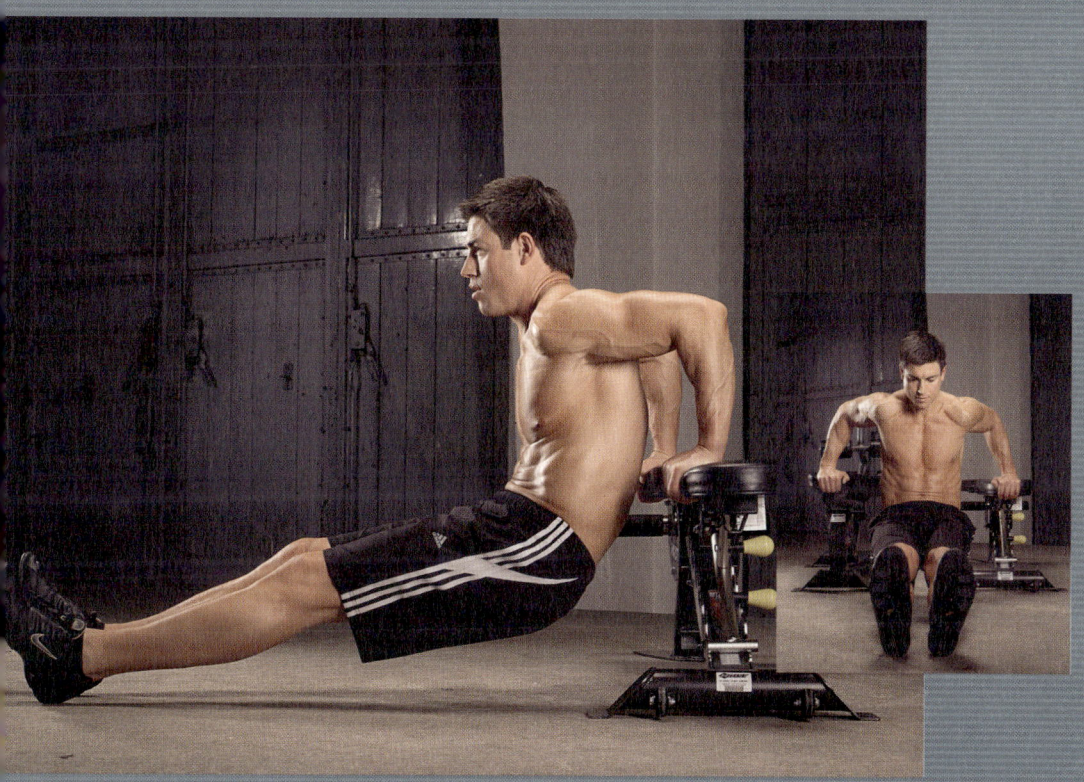

Oberarmmuskulatur · **Bizeps**

Bizeps-Curls mit SZ-Hantel

Stehend mit der SZ-Hantel Die SZ-Stange ist wie geschaffen für das Trainieren der Bizepsmuskeln – deshalb soll sie auch den Reigen eröffnen. Die Biegungen der Stange bieten den Händen optimale Griffmöglichkeiten und den Handgelenken angenehme Arbeitswinkel. Zudem können Sie zwischen Ober- und Untergriff abwechseln.

Mit der SZ-Hantel trainieren Sie stehend, und dafür brauchen Sie einen stabilen Stand. Entweder stellen Sie sich mit schulterbreit geöffneten Beinen aufrecht hin, oder Sie nehmen Schrittstellung; auf jeden Fall ist der Rücken gerade und der Bauch angespannt.

Greifen Sie die Stange im Untergriff und drücken Sie die Oberarme an die Flanken. Dort bleiben sie auch bis zum Ende der Übung, sie bewegen sich nicht. Das machen allein die Unterarme: Sie heben die Hantel bis vor die Brust, atmen dabei aus und führen das Gewicht langsam wieder zurück.

In der exzentrischen Phase (Zurückführen des Gewichts) wird der Muskel unter voller Last richtig gedehnt und wehrt sich mit heftigen Kontraktionen dagegen. Für den Muskelaufbau ist diese Phase noch wichtiger als die konzentrische zuvor, die den Widerstand überwindet und die Last hebt. Wir betonen das so, weil man im Studio immer wieder sieht, wie beim Herunterlassen des Gewichts geschlampt wird; entweder stürzt es fast ab, oder der Arm wird gar nicht richtig gestreckt, und der Winkel in den Ellenbogen bleibt klein. Für Sie bedeutet das: Die Oberarme bleiben fest am Körper, und die Unterarme nutzen die volle Bewegungsamplitude. Wenn das kräftemäßig (noch) nicht gelingt, ist das Gewicht zu schwer.

Aber auch die konzentrische Phase soll nicht abgewertet werden. So machen Sie das Beste daraus: Den größten Widerstand erfährt der Muskel, wenn der Unterarm im rechten Winkel zum Oberarm steht – dann ist der Lasthebel am längsten. Ziehen Sie das Gewicht über diesen Punkt hinaus, winkeln Sie den Arm also weiter an, verkleinert sich die Last wieder. Aus diesem Grund ist die Aufwärtsbewegung knapp über diesen Punkt hinaus am wirkungsvollsten und wichtiger als ein maximales Hochziehen. Dieser Mechanismus wird Sie nun bei allen Bizepsübungen begleiten – und davon gibt es ja einige.

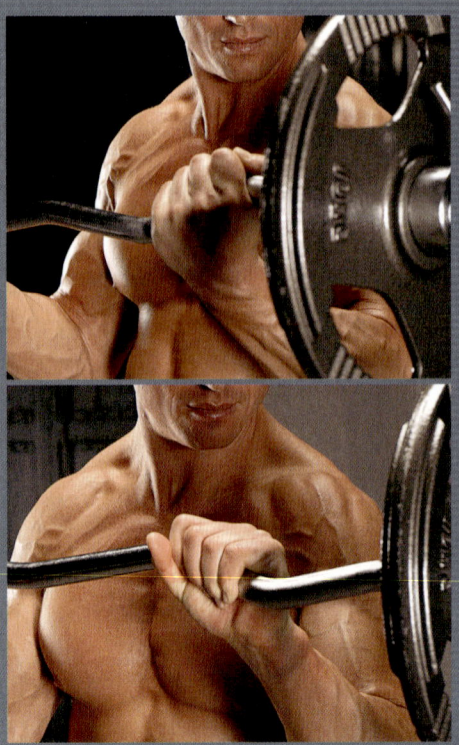

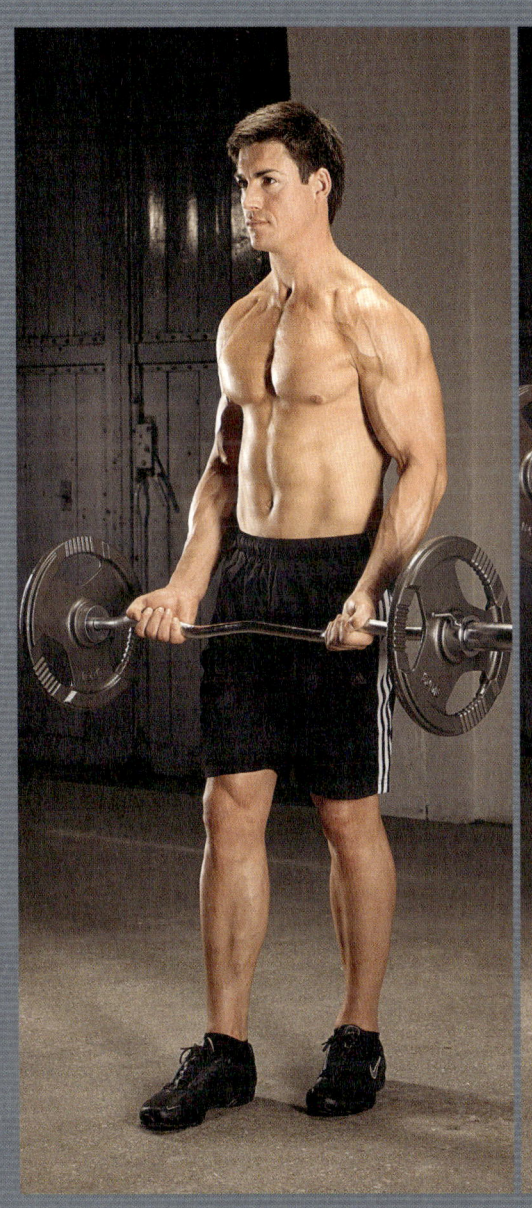
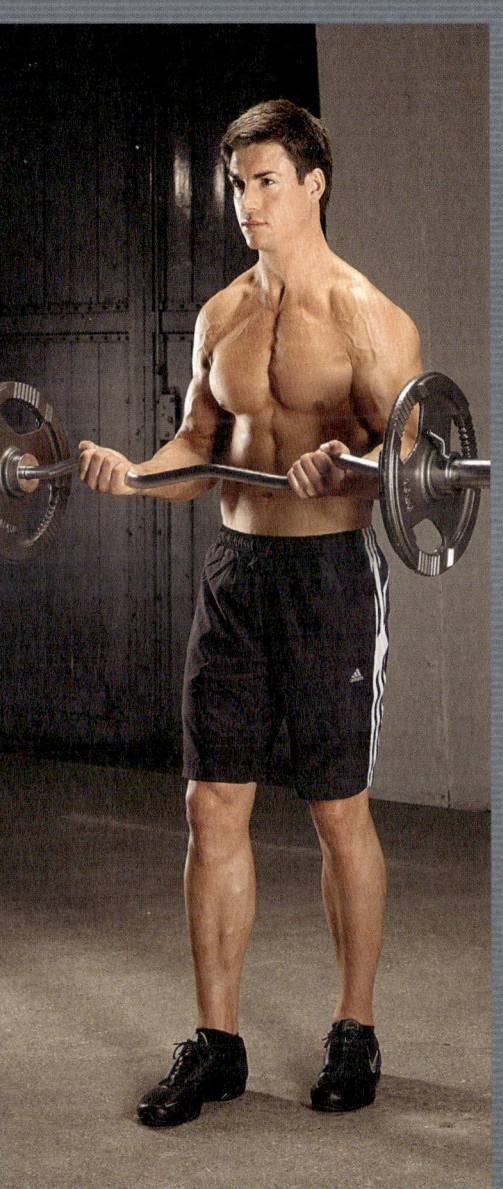

Bizeps-Curls mit Kurzhanteln

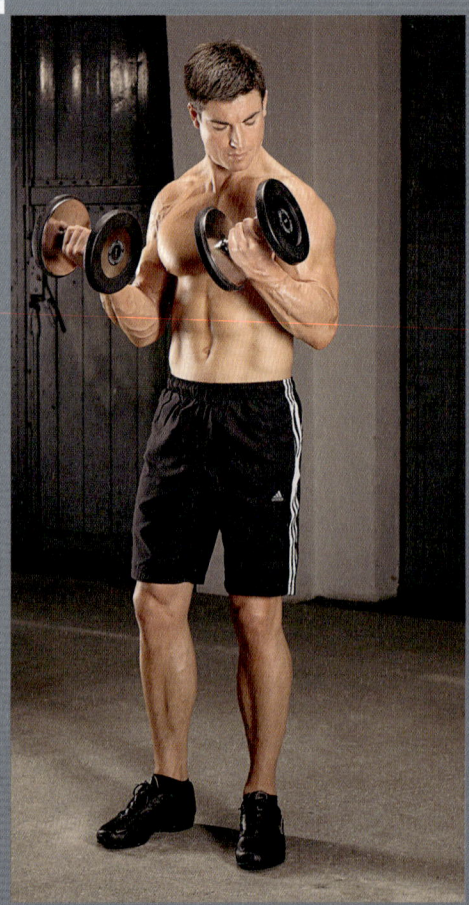
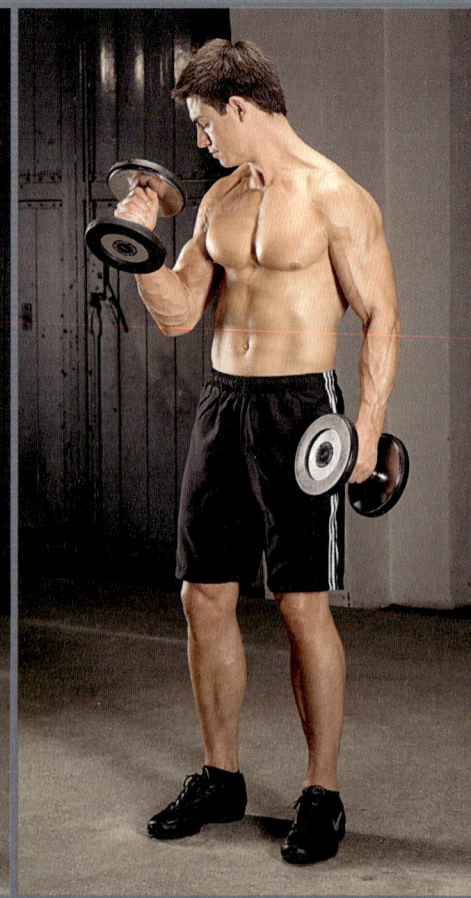

Hammer-Curl & Co., stehend Stellen Sie sich wieder mit schulterbreit geöffneten Beinen hin – Brust raus, Po rein, Knie leicht gebeugt, Bauch angespannt. Die Arme liegen am Oberkörper an und bleiben dort während der gesamten Übung. In dieser Position haben Sie ziemlich viele Möglichkeiten, den Bizeps fertig zu machen. Beginnen Sie mit dem klassischen Curl: Drehen Sie die Unterarme etwas nach außen, die Finger zeigen nach vorn. Heben Sie nun die Hanteln an, Po und Rücken bleiben in der Ausgangsposition gedrückt.

Wenn Sie nun die Handflächen nach innen drehen, führen Sie den beliebten Hammer-Curl aus – weil Sie die Hantel wie einen Hammer halten. Der Vorteil die-

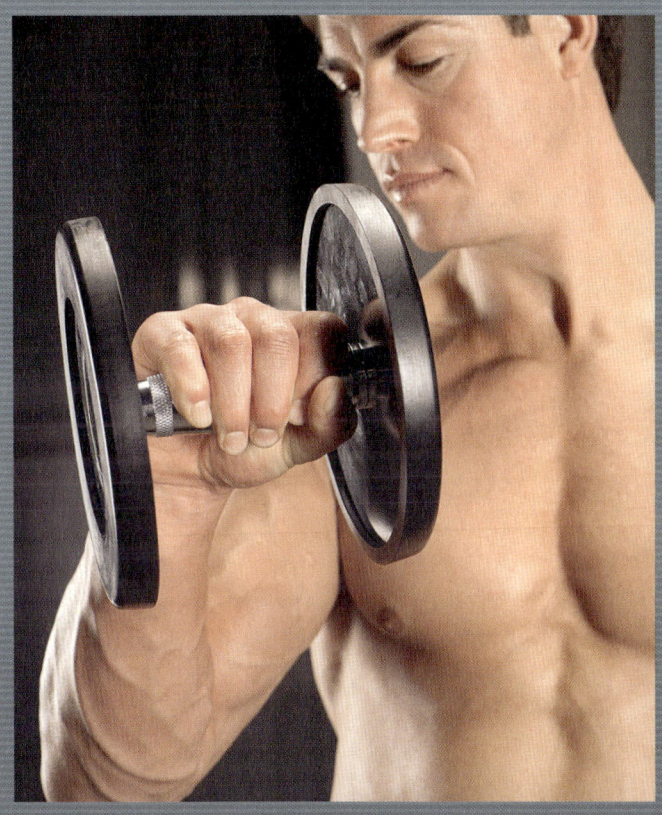

abwechselnd. Eine reine Geschmackssache, das abwechselnde Ziehen verleitet leicht zum Kippen des Oberkörpers in Zugrichtung. Dafür gilt die Konzentration primär einer Seite, und das setzt auch wieder Kräfte frei. Anstrengender ist allerdings das parallele Ziehen; starten Sie also lieber damit und wechseln Sie beim Ermüden den Takt.

ser Variante: Sie ziehen die Hantel nicht zu hoch, weil das obere Gewicht den Weg versperrt. Und das ist auch gar nichts Schlimmes, denn primär zählt der Scheitelpunkt.

Mit einer weiteren Drehung der Handfläche nach unten belasten Sie den Bizeps wieder anders. Allerdings ist diese Variante die schwerste und verlangt meist nach einem leichteren Gewicht.

Neben den Griffvarianten können Sie noch den Rhythmus der Übung ändern: entweder parallel ziehen oder

Tipp Sitzen oder Stehen, was ist besser? Früher wurde das Sitzen empfohlen, weil die Übungen im Stehen angeblich »auf den Rücken gingen«. Von dieser Neurose hat man sich mittlerweile etwas erholt, inzwischen hat sich die Ganzkörperspannung im Stand durchgesetzt. Wenn die Haltung stimmt, ist das Training im Stehen besser; wir sitzen im Alltag schon oft genug.

Oberarmmuskulatur Bizeps

Bizeps-Curls solo

Konzentrations-Curls Diese Übung kann nur im Sitzen richtig ausgeführt werden. Setzen Sie sich quer auf eine Bank, die Beine sind leicht gespreizt. Lehnen Sie den Oberkörper nach vorn und drücken Sie den Ellenbogen des hantelnden Arms gegen die Innenseite des Oberschenkels.

Wenn Sie nun die Hantel maximal anheben, wird der Unterarm waagerecht sein – damit hätten Sie die schwerste Position erreicht. Und das brennt. Wenn Sie den Arm senken, wird der Bizeps in der verkürzten exzentrischen Phase maximal unter Last gedehnt. Das brennt auch.

Aber am meisten brennt es, wenn Sie negativ trainieren, d.h. die Hantel mithilfe des freien Arms wieder in die Horizontale bringen, damit sie anschließend unter Aufbietung der letzten Kräfte langsam nach unten sinken kann. Nur was für echte Kerle – achten Sie auf eine saubere Ausführung der Übung.

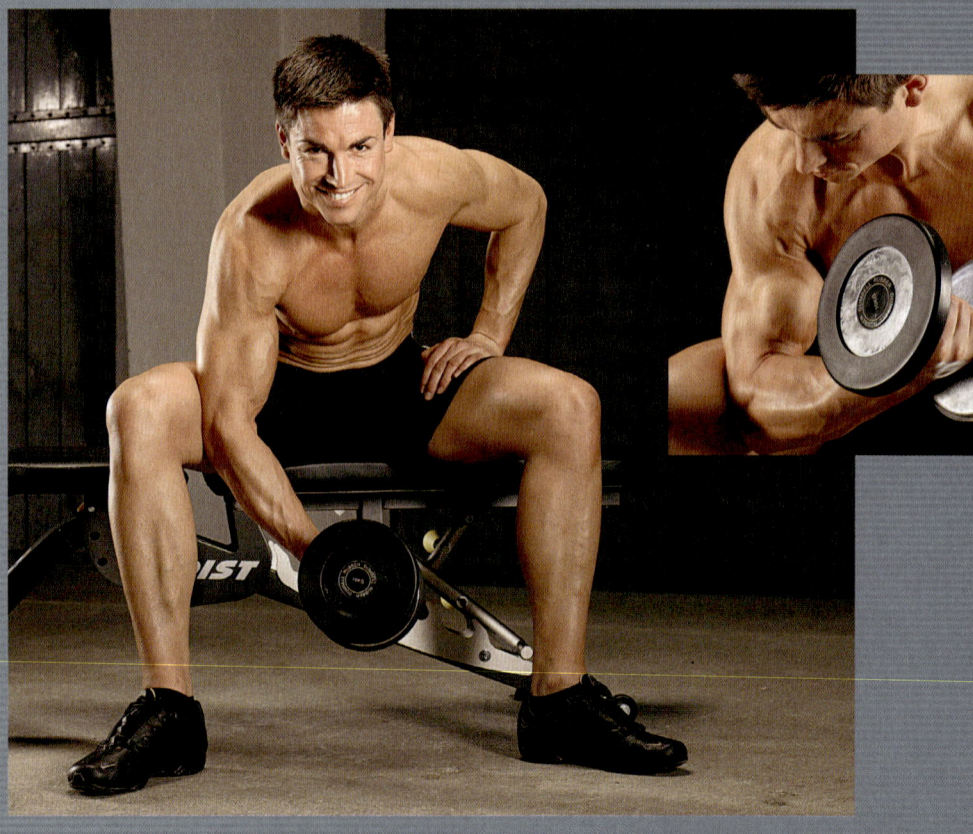

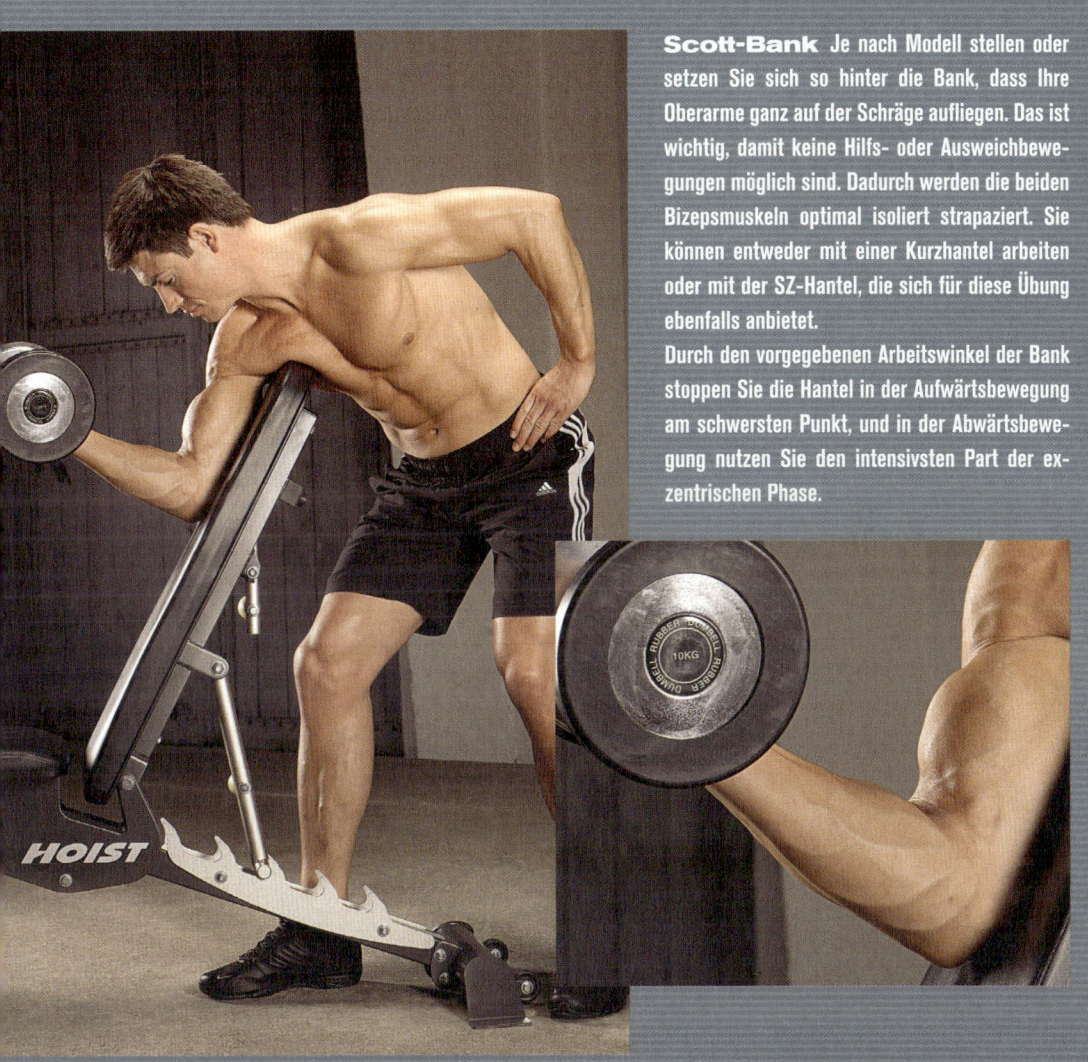

Scott-Bank Je nach Modell stellen oder setzen Sie sich so hinter die Bank, dass Ihre Oberarme ganz auf der Schräge aufliegen. Das ist wichtig, damit keine Hilfs- oder Ausweichbewegungen möglich sind. Dadurch werden die beiden Bizepsmuskeln optimal isoliert strapaziert. Sie können entweder mit einer Kurzhantel arbeiten oder mit der SZ-Hantel, die sich für diese Übung ebenfalls anbietet.

Durch den vorgegebenen Arbeitswinkel der Bank stoppen Sie die Hantel in der Aufwärtsbewegung am schwersten Punkt, und in der Abwärtsbewegung nutzen Sie den intensivsten Part der exzentrischen Phase.

Tipp Machen Sie eine der Übungen erst zum Schluss des Workouts, gewissermaßen als großes Finale. Dies sind die beiden einzigen Übungen, mit denen wir Sie an Ihre Grenzen bringen – und darüber hinaus. Bizepstraining macht ja Spaß, nur wird oft viel zu viel und an der falschen Stelle trainiert. Wenn Sie alle wirklich wichtigen Übungen gemacht haben und sich noch kurz austoben wollen, pumpen Sie den Arm richtig auf.

Bizeps **Oberarmmuskulatur**

Hausarbeit VII – Bizeps

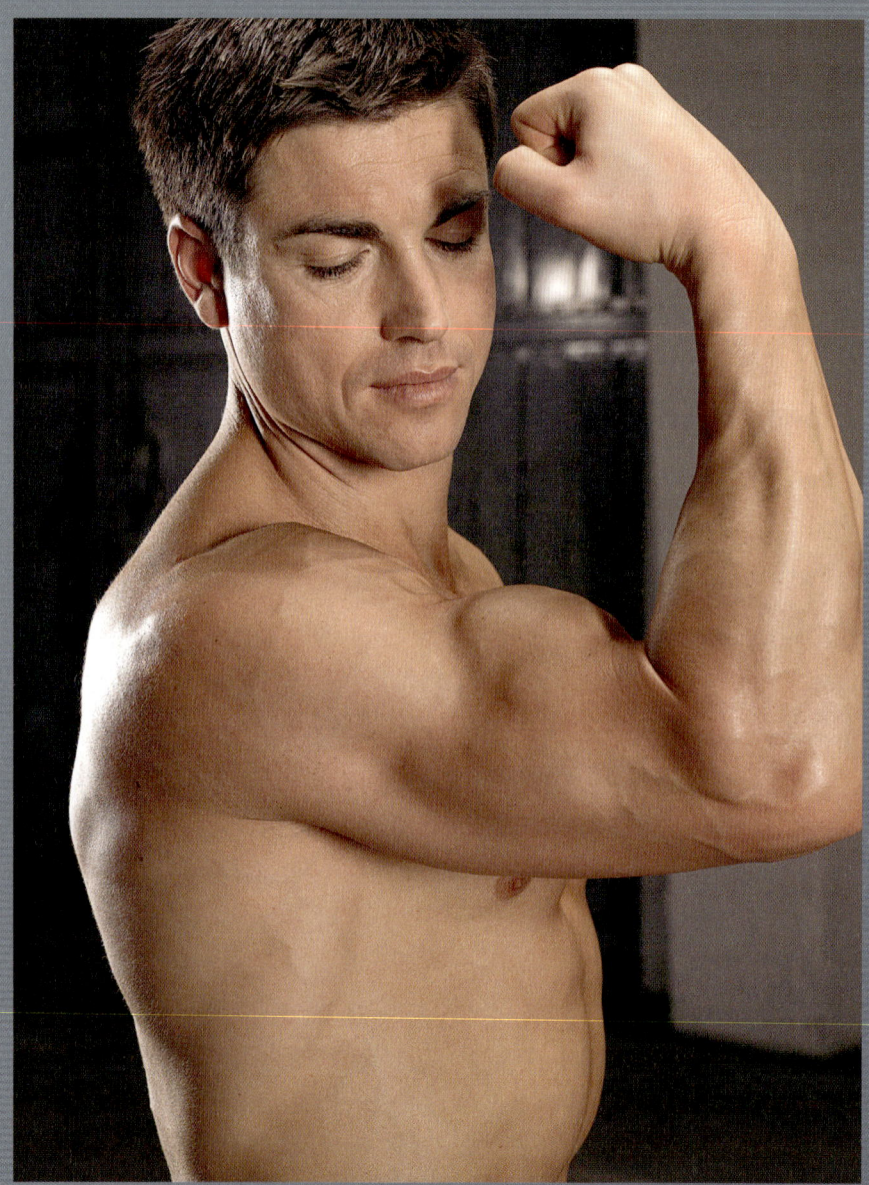

Luft-Curls Es ist nicht leicht, eine sinnige Bizepsübung ohne Hantel oder sonstiges Gewicht aufzutun. Was Sie aber immer machen können, sind statische Varianten: Dazu einfach den Bizeps in gebeugter Position anspannen und die Spannung halten. Anschließend können Sie auch versuchen, den angespannten Unterarm mit der freien Hand herunterzudrücken.

Eine weitere Variante: Sie setzen sich wie beim Konzentrations-Curl hin (siehe S. 84), legen die freie Hand unter den gegenüberliegenden Oberschenkel und stemmen diesen. Damit werden Sie nicht viel an Kraft zulegen, aber wenigstens die bestehende über eine gewisse Zeit konservieren. Und falls sich auf Reisen gerade nichts zum Stemmen anbietet, sollten Sie auch immer ein Deuser-Band in der Tasche haben (siehe S. 72). Ähnlich wie der Trizeps beim Liegestütz profitiert der Bizeps am meisten von Klimmzügen, wenn sonst keine Widerstände verfügbar sind. Womit wir wieder bei den Komplexübungen angelangt wären. An denen kommen Sie einfach nicht vorbei – und warum sollten Sie auch, wo sie doch alles Gute vereinen!

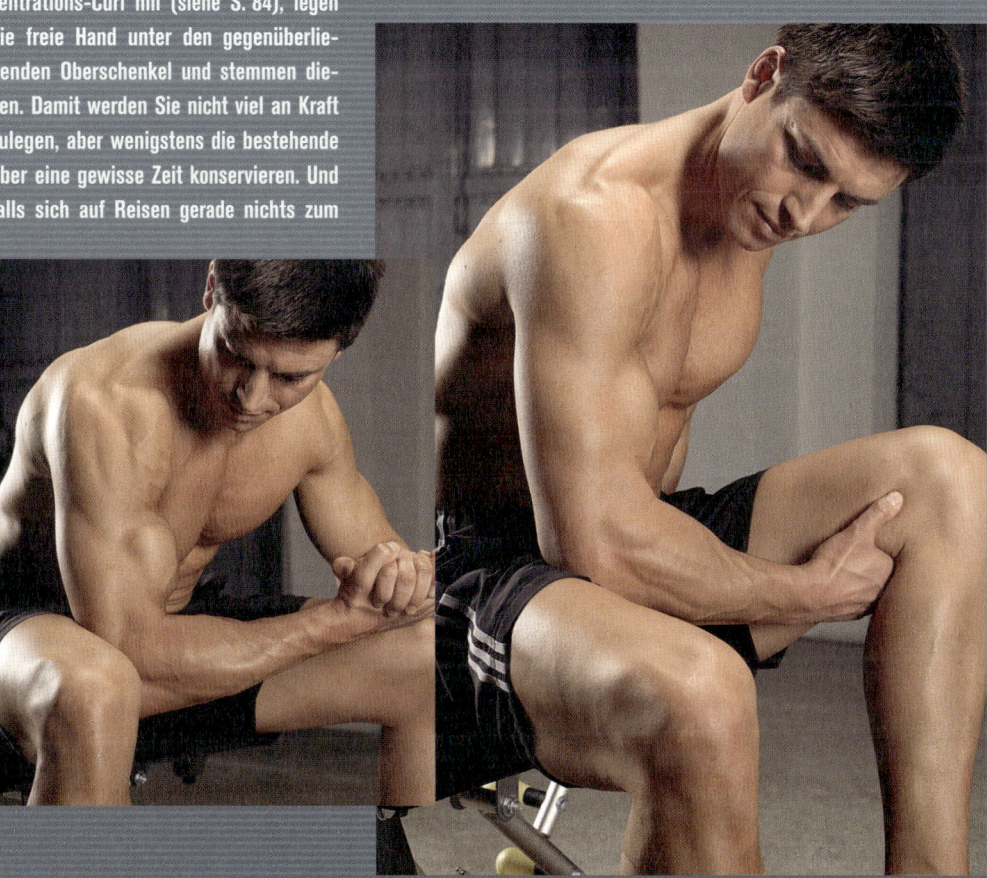

Übungsprogramme

Mit den Trainingsprogrammen der »Glorreichen Sieben« bricht ein Ganzkörperzirkel über Sie herein, dem Sie hoffentlich ewige Treue schwören werden. Denn damit stärken Sie nicht nur die »Drei Könige« Beine, Brust und Rücken, sondern arbeiten aktiv an Bauch und Schultern sowie an Tri- und Bizeps.

Das Konzept des Zirkels besteht darin, dass er auf dem vorherigen Programm aufbaut; die drei Komplexübungen werden also in ein etwas umfangreicheres Workout integriert, stehen dabei aber immer noch im Mittelpunkt. Bei diesem Programm führen Sie dreimal pro Woche sieben Übungen aus, die Sie ein- oder zweimal absolvieren. Machen Sie maximal drei Durchgänge. Die Angabe in Klammern hinter den einzelnen Übungen bezieht sich auf die Anzahl der Wiederholungen; zudem sehen Sie, an welcher Stelle im Buch die Übung beschrieben ist.

Programm 1 – im Studio

Die Reihenfolge der Übungen erklärt sich folgendermaßen: Zuerst kommen die größten Muskelgruppen dran, das pusht gleich zu Beginn den gesamten Kreislauf. Erst die Beine, dann die Brust (die Beine haben Pause) und schließlich der Rücken mit den Beinen.
Wenn Sie in mehreren Durchgängen trainieren, führen Sie erst die drei Komplexübungen im Wechsel als Mini-Zirkel aus; dann folgt eine Pause, und im zweiten Zirkel widmen Sie sich den vier neuen Übungen. So können sich die Muskeln ausreichend erholen und Sie bleiben auf Betriebstemperatur.
Im zweiten Teil starten Sie mit dem Bauch, der bei den Übungen davor schon stabilisierend mitgewirkt hat –

und nun bekommt er gewissermaßen den dynamischen Rest. Darauf folgen die Schultern; durch Brust- und Rückenübungen ebenfalls schon vorgeheizt, trainieren Sie sie jetzt isoliert. Dann geht's mit den Trizeps weiter, denn nach Brust- und Schulterübungen sind die Armstrecker schon gut im Training, und Sie müssen gar nicht mehr viel tun. Den Abschluss bildet der Bizeps, der bisher nur beim Rückentraining etwas Einsatz gezeigt hat. Ganz Harte wiederholen die vier Übungen noch einmal.

Programm 2 – für zu Hause

Zu Hause können Sie sich mit den Kurzhanteln austoben und müssen keine separaten Pausen einplanen, denn das Auf- und Abschrauben der Scheiben für die verschiedenen Übungen bietet zwischendurch genug Zeit zur Entspannung.

Programm 3 – für unterwegs

Die Streckübungen können Sie alle prima mit dem eigenen Körpergewicht trainieren. Die Beugeübungen sind da schon etwas problematischer, wenn z. B. keine geeignete Stange für Klimmzüge vorhanden ist. Für den Fall sollten Sie immer ein Deuser-Band in der Tasche haben (siehe S. 72).

Programm 1 im Studio

	Tag 1	Tag 2	Tag 3
Beine	Kniebeuge LH (2 x 6; siehe S. 44f.)	Ausfallschritt KH (2 x 10; siehe S. 48f.)	Beinbeuge KH (2 x 6; siehe S. 49)
Brust	Flachbank LH (2 x 8; siehe S. 26)	Schrägbank LH (2 x 10; siehe S. 27)	Überzüge KH (2 x 10; siehe S. 30)
Rücken	Kreuzheben LH (2 x 8; siehe S. 39)	Rudern LH (2 x 10; siehe S. 34)	Reverse Flys KH (2 x 8; siehe S. 40)
PAUSE			
Bauch	Sit-ups/Crunch (2 x 15; siehe S. 58)	»Käfer« (2 x 15; siehe S. 63)	Beinheben (2 x 10; siehe S. 59)
Schultern	Nackendrücken LH (2 x 6; siehe S. 64)	Seitheben KH (2 x 10; siehe S. 68)	Schulterpresse KH (2 x 8; siehe S. 66)
Trizeps	T-Drücken KH (1 x 12; siehe S. 76)	T-Drücken SZ (1 x 12; siehe S. 74)	Kickbacks (1 x 12; siehe S. 77)
Bizeps	B-Curls KH (1 x 12; siehe S. 82)	B-Curls SZ (1 x 12; siehe S. 80)	Konzentrations-Curl (1 x 12; siehe S. 84)

Programm 2 für zu Hause

	Tag 1	Tag 2	Tag 3
Beine	Kniebeuge KH (2 x 6; siehe S. 44)	Ausfallschritt KH (2 x 10; siehe S. 48f.)	Beinbeuge KH (2 x 6; siehe S. 49)
Brust	Flachbank KH (2 x 8; siehe S. 28)	Schrägbank KH (2 x 10; siehe S. 29)	Überzüge KH (2 x 10; siehe S. 30)
Rücken	Sumo-Kniebeuge KH (2 x 8; siehe S. 46)	Rudern KH (2 x 10; siehe S. 36)	Reverse Flys KH (2 x 8; siehe S. 40)
Bauch	Sit-ups/Crunch (2 x 15; siehe S. 58)	»Käfer« (2 x 15; siehe S. 63)	Beinheben Boden (2 x 10; siehe S. 59)
Schultern	Schulterpresse KH (2 x 6; siehe S. 66)	Seitheben KH (2 x 10; siehe S. 68)	Frontheben KH (2 x 8; siehe S. 69)
Trizeps	T-Drücken KH (1 x 12; siehe S. 76)	T-Drücken beidhändig (1 x 12; siehe S. 76)	Kickbacks (1 x 12; siehe S. 77)
Bizeps	B-Curls KH (1 x 12; siehe S. 82)	B-Curls Hammer (1 x 12; siehe S. 82)	Konzentrations-Curl (1 x 12; siehe S. 84)

Programm 3 für unterwegs (täglich)

Brust	Beine	Rücken	Bauch	Schultern	Trizeps	Bizeps
Liegestütz (1 x 15; s. S. 32)	Kniebeuge (1 x 10; s. S. 50)	Klimmzüge (1 x 2–10; s. S. 42)	Crunch (1 x 15; s. S. 62)	Holzhacken (1 x 50; s. S. 73)	Bankbeuge (1 x 4–8; s. S. 79)	B-Curl (1 x 10; s. S. 87)

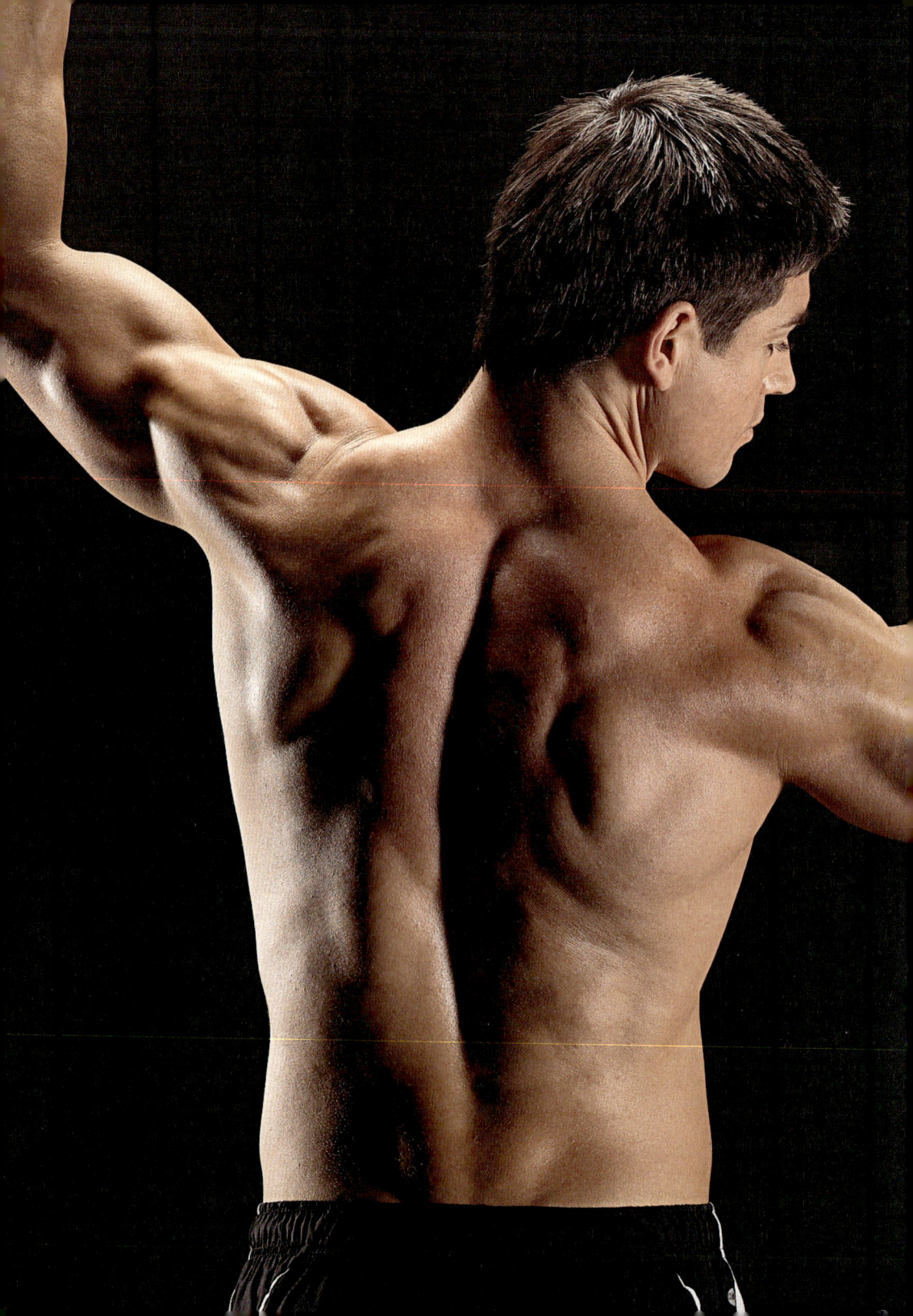

Das dreckige Dutzend

Sie sind jetzt erst richtig auf den Geschmack gekommen? Prima – Sie können noch mehr tun! Nach Brust, Rücken, Beinen, Bauch, Schultern und Oberarmen sollen schließlich auch Nacken, Waden und Unterarme nicht zu kurz kommen. Machen Sie das »Dreckige Dutzend« komplett.

Das dreckige Dutzend

Nachdem Sie die meisten Übungen bereits kennengelernt haben, beginnt nun gewissermaßen der kreative Teil, in dem Sie sich richtig austoben können. Wenn Sie den Wunsch nach einem noch differenzierteren Training hegen, bieten wir Ihnen hier die Kür nach der Pflicht.

Wenn Sie die Zeit für ein aufwändigeres Training mitbringen und besonders den Rücken stärken wollen, werden Sie an den folgenden Workouts bestimmt Gefallen finden. Denn im Wesentlichen dreht sich dabei alles um den Rücken, klassisch unterteilt in Hals-, Brust- und Lendenwirbelsäule.

Baustelle Mensch

Da es wohl so gut wie keinen Menschen auf der Welt gibt, bei dem »rückentechnisch« alles passt – der Kopf also optimal auf dem Hals ruht, die Schultern zurückgezogen sind, der Rücken gerade ist und das Becken nicht nach vorn ins bereits erwähnte »schlechte Hohlkreuz« kippt –, ist und bleibt der Rücken ein Sorgenkind. Nun soll dies hier ja kein Rückentherapie-Buch werden; doch wenn Sie die Übungen zur Kräftigung des Rückens sowieso erlernen, wäre es doch schade und pure Energieverschwendung, wenn Sie sie nur selten nutzen würden. Tun Sie Ihrem Rücken so oft wie möglich etwas Gutes, mit so vielen verschiedenen Übungen wie möglich.

Mit dem »Dreckigen Dutzend« kommen zu den »Drei Königen« und »Glorreichen Sieben« noch ein paar Übungen für den Nacken, die Waden und die Unterarme dazu. Mit einfachen Bewegungen wie Greifen und Hüpfen, Drücken und Springen lässt sich alles stärken, auch ohne Gewichte. Und garantiert hat jedes Fitnessstudio auch eine ruhige Ecke, in der Matten liegen, auf denen Sie es sich gemütlich machen können – der ideale Platz für entspannte Rückenübungen. Und wenn Sie damit fertig sind, drehen Sie sich um und machen Crunches.

Wenn das Workout die gute Tat ist, die Sie sich täglich selbst gönnen, dann sind die fünf Minuten für den Rücken die Krönung. Dabei geht es weniger darum, gezielt neue Reize zu setzen, denn die bekommen die kleinen tief liegenden Rückenmuskeln mit jeder anderen Übung, weil sie immer und überall beteiligt sind. Da sich die Menschen aber generell zu wenig bewegen und sich extrem einseitig und falsch belasten, kann es passieren, dass das Körpersystem instabil wird, schmerzt und irgendwann ganz zusammenbricht. Dem können Sie mit Hanteltraining aktiv entgegenwirken.

Diagonale Bewegungen – optimal für den Rücken

Am besten für den Rücken, so Prof. Dr. Ingo Froböse von der Deutschen Sporthochschule, sind diagonale Bewegungsabläufe. Nehmen Sie beispielsweise zwei leichte Hanteln, strecken Sie die Arme gerade vor dem Körper aus und bewegen Sie sie auf Brusthöhe gegeneinander auf und ab.

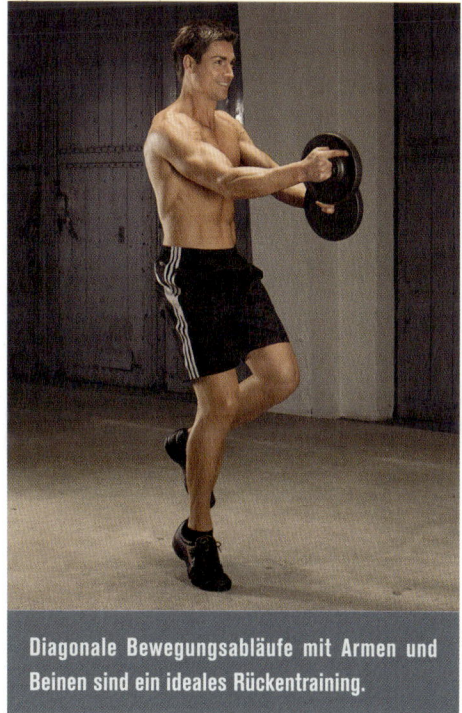

Den Rhythmus der Arme können Sie nun noch durch den Rhythmus der Beine ergänzen, indem Sie ganz einfach auf der Stelle laufen. Starten Sie mit langsamem Tempo und versuchen Sie, den Takt für eine Minute zu halten. Dabei kann einem schon ganz schön warm werden, stimmt's? Dann kleine Pause machen, und weiter geht's!

Sie können die Hände während der Übung auch nach innen oder außen drehen, die Knie zur Brust heben und ordentliche Skippings machen oder die Fersen in Richtung Po werfen. Oder Sie strecken die Arme seitlich aus und lassen sie kreisen; beschreiben Sie erst ganz enge Kreise und vergrößern Sie dann langsam die Amplitude, bis Sie beim Luftgitarren-Wettbewerb in der Disziplin »Windmühle« gewinnen würden. Sie können die Arme auch gegeneinander drehen – wie Sie sehen, sind Ihrer Fantasie keine Grenzen gesetzt.

Diagonale Bewegungsabläufe mit Armen und Beinen sind ein ideales Rückentraining.

Das dreckige Dutzend

Wadenmuskulatur

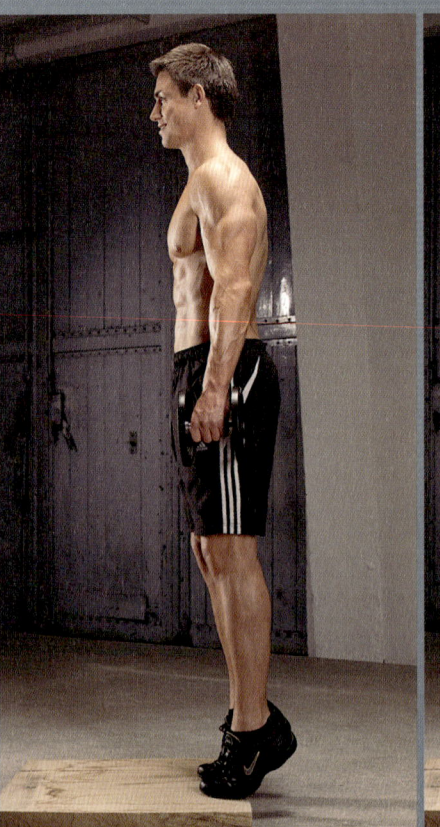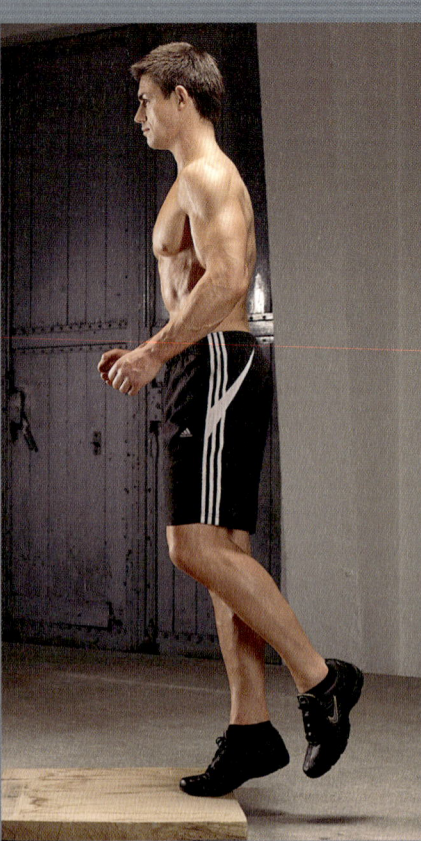

Wadenheben Wenn Sie im vierten Stock eines Mietshauses wohnen, brauchen Sie diese Übung eigentlich nicht – denn im Grunde genommen trainiert jede einzelne Treppenstufe die Wade. Wenn Sie allerdings eher der Aufzug- und Rolltreppentyp sind, kommt diese Übung für Sie wie gerufen.

Stellen Sie sich auf die Zehenspitzen und wippen Sie auf und ab. Wenn es ein wenig intensiver sein darf, können Sie die Füße auch auf ein dickes Brett stellen – die Fersen bleiben allerdings am Boden – und sich über die Fußballen nach oben drücken.

Um den Widerstand, also das Körpergewicht, zu erhöhen, halten Sie Hanteln in den Händen oder machen die Übung einbeinig.

Wenn Sie an einem Stepper oder kleinen Podest üben wollen, hat das den Vorteil, dass die Wade beim Senken der Ferse zusätzlich optimal gedehnt wird; somit bekommt die Übung auch eine exzentrische Phase.

Unterarmmuskulatur

Unterarm-Curls Umfassen Sie mit beiden Händen eine nackte Hantelstange oder zwei kleine Gewichte. Gut geeignet ist eine SZ-Stange, die optimal in den Händen ruht. Legen Sie die Unterarme nebeneinander auf die Oberschenkel, die Hände sind frei beweglich.

Ziehen Sie nun die Hände so weit wie möglich nach oben und senken Sie sie anschließend so weit wie möglich ab. Auch diese Übung ist nicht zwingend notwendig, denn durch das ganze Halten, Ziehen und Drücken werden die Unterarme eigentlich genug gekräftigt. Aber sie macht Spaß.

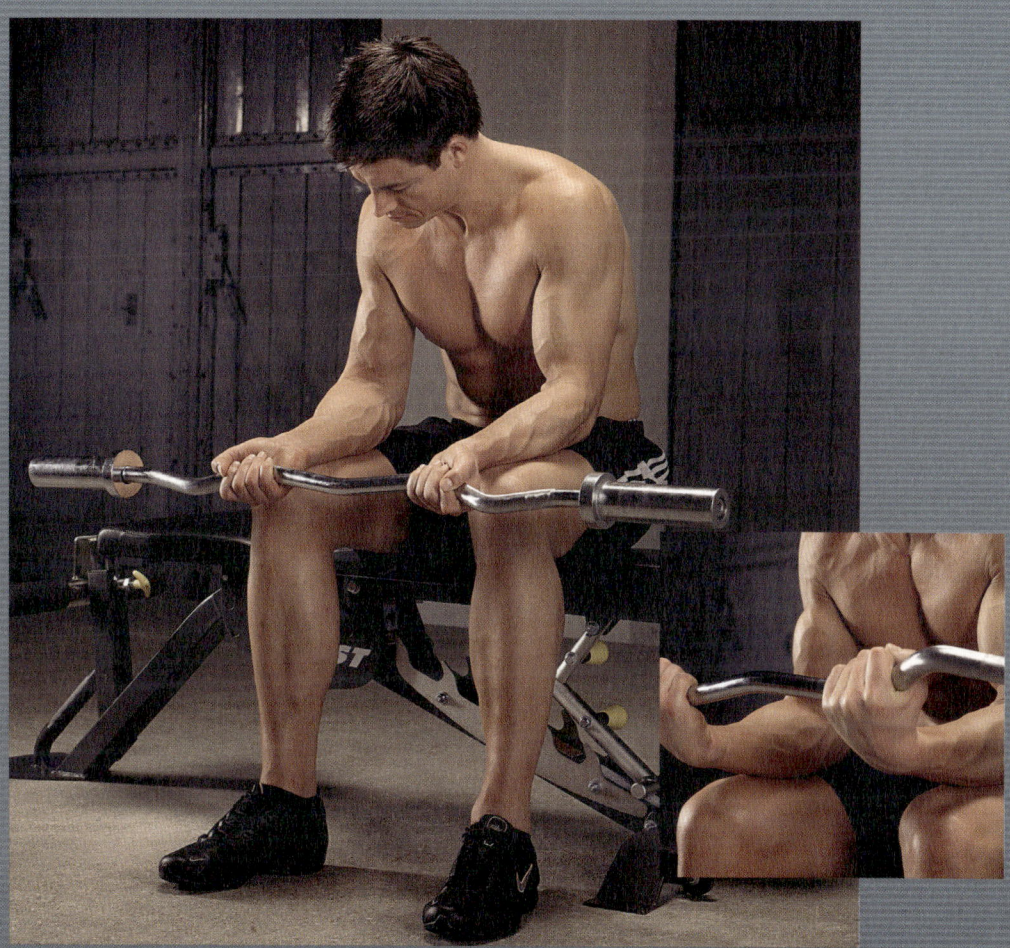

Nackenmuskulatur

Nackenhalter Die meisten Büro-Hälse haben mit dem Problem zu kämpfen, dass durch eine schlechte Haltung im Sessel und eine falsche Einstellung von Stuhl und Bildschirm der Kopf in den Nacken fällt und die Muskulatur dort durch die erzwungene Dauerkontraktion und die fehlende Entspannung schnell verspannt. Ändern Sie die Rahmenbedingungen und ersparen Sie sich damit zahllose Spannungskopfschmerzen.

Die Kräftigung der Nackenmuskulatur gehört zum Rückenprogramm einfach dazu. Die Halswirbelsäule ist der schwächste Part des Bewegungsapparats, wird im täglichen Leben aber fast am meisten beansprucht,

wenn nach der Arbeit am Computer und der Heimfahrt im Auto abends auch noch der Fernseher wartet.

Setzen Sie sich gerade auf eine Bank und strecken Sie den Rücken. Ziehen Sie die Schultern dabei maximal nach unten und das Kinn leicht zur Brust.

Verschränken Sie die Handflächen im Nacken und versuchen Sie, sie wegzudrücken. Natürlich halten die Arme dagegen, doch geben Sie Zentimeter um Zentimeter nach, damit der Hals auch dynamisch trainiert. Wiederholen Sie die Übung anschließend an der linken und rechten Schläfe: Drücken Sie mit dem Kopf gegen die haltende Hand und geben Sie auch hier leicht nach, bis sich der Kopf neigt.

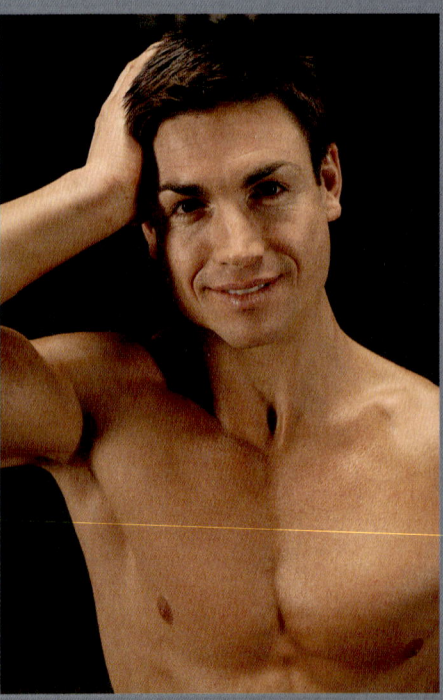
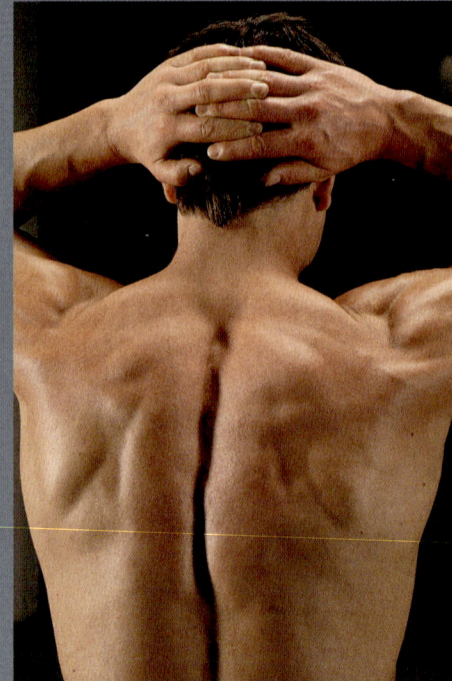

96

Übungsprogramme

Jetzt wird es ganz differenziert – aber keineswegs diffizil. Die Übungen sind Ihnen ja schon vertraut; jetzt allerdings widmen wir zwei Muskelgruppen besondere Aufmerksamkeit: den Beinen und dem Rücken.

Wenn Sie bisher eine Übung gemacht haben, werden es jetzt drei werden, weil jede der Übungen eine Partie besonders betont. In diesem Sinne soll das Studioprogramm ein gesundheitsorientiertes sein, das sich insbesondere dem Thema »Rückenschmerzen« widmet. Diese werden nämlich meist durch eine chronische Schwäche der Muskeln mitbedingt.

Programm 1 – im Studio

Mit dem »Dreckigen Dutzend« tun Sie zwar nicht nur dem Rücken etwas Gutes, doch auf lange Sicht profitiert er davon wahrscheinlich am meisten, weil Arbeitswelt und Lebensumstände weiter auf Bequemlichkeit setzen werden und die Bewegung im Alltag weiterhin zu kurz kommen wird.

Programm 1 im Studio

	Tag 1	Tag 2
Beine		
Oberschenkel vorn	Kniebeuge LH (1 x 8; siehe S. 44f.)	Ausfallschritt KH (1 x 10; siehe S. 48f.)
Oberschenkel hinten	Good Mornings (1 x 6; siehe S. 38)	Good Mornings (1 x 6; siehe S. 38)
Po	Beinbeuge KH (1 x 8; siehe S. 49)	Beinbeuge KH (1 x 8; siehe S. 49)
Bauch	Sit-ups (1 x 10–20; siehe S. 58)	»Käfer« (1 x 10–20; siehe S. 63)
Rücken		
Unterer Rücken	Kreuzheben LH (1 x 8; siehe S. 39)	Sumo-Kniebeuge KH (1 x 8; siehe S. 46)
Mittlerer Rücken	Rudern LH (1 x 10; siehe S. 34)	Rudern KH (1 x 10; siehe S. 36)
Oberer Rücken	Reverse Flys sitzend (1 x 8; siehe S. 41)	Reverse Flys liegend (1 x 8; siehe S. 40)
Halsmuskulatur	Nackenhalter (6 x 5 Sek.; siehe S. 96)	Schläfendruck (6 x 5 Sek.; siehe S. 96)
Brust	Flachbank LH (1 x 8; siehe S. 26)	Schrägbank LH (1 x 10; siehe S. 27)
Schultern	Schulterpresse LH (1 x 8; siehe S. 64)	Seitheben KH (1 x 10; siehe S. 68)
Trizeps	T-Drücken SZ (2 x 10; siehe S. 74)	T-Drücken beidhändig (2 x 10; siehe S. 76)
Bizeps	B-Curls SZ (1 x 8; siehe S. 80)	B-Curls Hammer (1 x 10; siehe S. 82)

Übungsprogramme

Wer zusätzlich noch Übungen für Waden und Unterarme machen möchte, sollte dies am Ende des Workouts tun – danach könnte jeder weitere Schritt schwerfallen und auch die Greifkraft erschöpft sein. Die Angabe in Klammern hinter den einzelnen Übungen bezieht sich auf die Anzahl der Wiederholungen; zudem sehen Sie, an welcher Stelle im Buch die Übung beschrieben ist.

Programm 2 – für zu Hause

Ein ähnliches Programm können Sie natürlich auch zu Hause durchführen, dafür bedarf es nur etwas mehr Zeit.

Das finale Powerprogramm

Wenn Sie inzwischen so richtig auf den Geschmack gekommen sind und noch mehr wollen, haben wir zum Schluss noch einen ganz besonderen Leckerbissen für Sie – das finale Powerprogramm. Das Workout ist nun auf vier Tage verteilt. Trainieren Sie so, dass Sie die letzten beiden Wiederholungen wirklich spüren. Damit sich die Muskeln aber nicht an die Übungen und Widerstände gewöhnen, sollten Sie die Übungen alle vier Wochen tauschen und neu in Angriff nehmen.

Dazu der Expertentipp von Dr. Hermann Korte: »Sie haben sich entschieden, Ihren Körper zu formen, indem Sie Muskeln auf- und Fett abbauen. Dazu heben Sie Gewichte. Je höher die Gewichte sind, desto mächtiger sind Ihre Muskeln. Wenn Sie aber immer im gleichen Wiederholungs- und Lastbereich arbeiten, ist der Stillstand absehbar.

Daher rate ich Ihnen zu Trainingsphasen, in denen Sie an anderen Aspekten Ihrer Kraft arbeiten: Erhöhen Sie Ihre Maximalkraft und verbessern Sie Ihre Schnellkraft. Für das Maximalkrafttraining bedeutet dies ein Heben im Bereich von 90 Prozent und mehr in den drei Powerlifting-Übungen oder deren Variationen. Wo liegt dieser Bereich für Sie? Finden Sie es heraus! Schwer arbeiten Sie pro Trainingstag an nur einer der drei Übungen mit zwei bis vier Sätzen von nur einer Wiederholung. Oder – und das ist meist besser – Sie nutzen eine sinnvolle Variation dieser Übungen. In den beiden weiteren Einheiten können Sie das gleiche Schema bei einer anderen Powerübung anwenden.

So steigt Ihre Kraft und Sie können sich überlegen, ob Sie mit mehr Gewicht Ihre Muskeln wie zuvor aufbauen oder ob Sie sich der Kraft verschreiben.

Programm 2 für zu Hause

Beine	
Oberschenkel vorn	Kniebeuge KH (1 x 8; siehe S. 47)
Oberschenkel hinten	Good Mornings (1 x 6; siehe S. 38)
Po	Beinbeuge (1 x 8; siehe S. 49)
Bauch	Crunches (1 x 10–20; siehe S. 62)
Rücken	
Unterer Rücken	Sumo-Kniebeuge KH (1 x 8; s. S. 46)
Mittlerer Rücken	Rudern KH (1 x 10; siehe S. 36)
Oberer Rücken	Reverse Flys sitz. (1 x 8; s. S. 41)
Hals	Nackenhalter (6 x 5 Sek.; siehe S. 96)
Brust	Schrägbank KH (1 x 8; siehe S. 29)
Schultern	Schulterpresse KH (1 x 8; s. S. 66)
Trizeps	T-Drücken beidh. (2 x 10; s. S. 76)
Bizeps	Konzentr.-Curls (1 x 8; s. S. 84)

Und was machen Sie zusätzlich? Das Ergänzungstraining besteht darin, an einem anderen Tag die Schnellkraftmethode anzuwenden. Schweren Beugen könnte also ein Bankdrück-Schnellkrafttraining folgen.

Dabei trainieren Sie zwischen 60 und 75 Prozent Ihrer Höchstlast in der jeweiligen Übung. Beim Kreuzheben machen Sie eine Wiederholung pro Satz, zwei in der Kniebeuge und drei beim Bankdrücken.

Die Satzzahl bei den Kniebeugen und beim Kreuzheben liegt zwischen acht und zwölf, beim Bankdrücken bei acht. Und jetzt kommt das Entscheidende: Die Pause zwischen den Sätzen bei Kniebeugen und beim Bankdrücken liegt bei etwa 60 Sekunden, beim Kreuzheben bei etwa 30 Sekunden.

Die Kombination eines schweren und eines schnellen Tages pro Woche ist das Trainingssystem, das derzeit sehr viele der stärksten Männer der Welt nutzen. Diese gehören übrigens auch zu denen, die die meiste Muskelmasse aufweisen.«

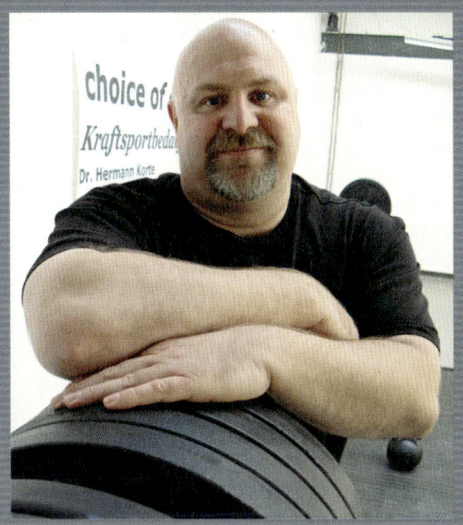

Dr. Hermann Korte ist Ernährungswissenschaftler, passionierter Kraft-Dreikämpfer und aufs Innigste vertraut mit Kniebeugen, Kreuzheben und Bankdrücken.

Das finale Powerprogramm

Tag 1	Tag 2	Tag 3	Tag 4
Schwer	Leicht & schnell	Schwer	Leicht & schnell
Kniebeuge LH (3 x 1; siehe S. 44)	Brust, alle Übungen (10 x 3; siehe S. 26–33)	Kreuzheben LH (3 x 1; siehe S. 39)	Beine, alle Übungen (10 x 3; siehe S. 44–51)
Normal	Normal	Normal	Normal
Beinbeuge KH (2 x 8; siehe S. 49)	Schulterpresse KH (2 x 8; siehe S. 66)	Seitheben KH (2 x 10; siehe S. 68)	Good Mornings KH (2 x 10; siehe S. 38)
Kreuzheben LH (2 x 8; siehe S. 39)	Seitheben KH (2 x 10; siehe S. 68)	Frontheben KH (2 x 10; siehe S. 69)	Rudern LH (2 x 8; siehe S. 34)
Reverse Flys sitzend (3 x 8; siehe S. 41)	T-Drücken SZ (2 x 12; siehe S. 75)	T-Drücken beidhändig (2 x 10; siehe S. 76)	Reverse Flys sitzend (3 x 8; siehe S. 41)
Bodendrücker LH (3 x 8; siehe S. 61)	Sit-ups (3 x 10; siehe S. 58)	»Käfer« (3 x 15; siehe S. 63)	Beinheben (3 x 8; siehe S. 59)

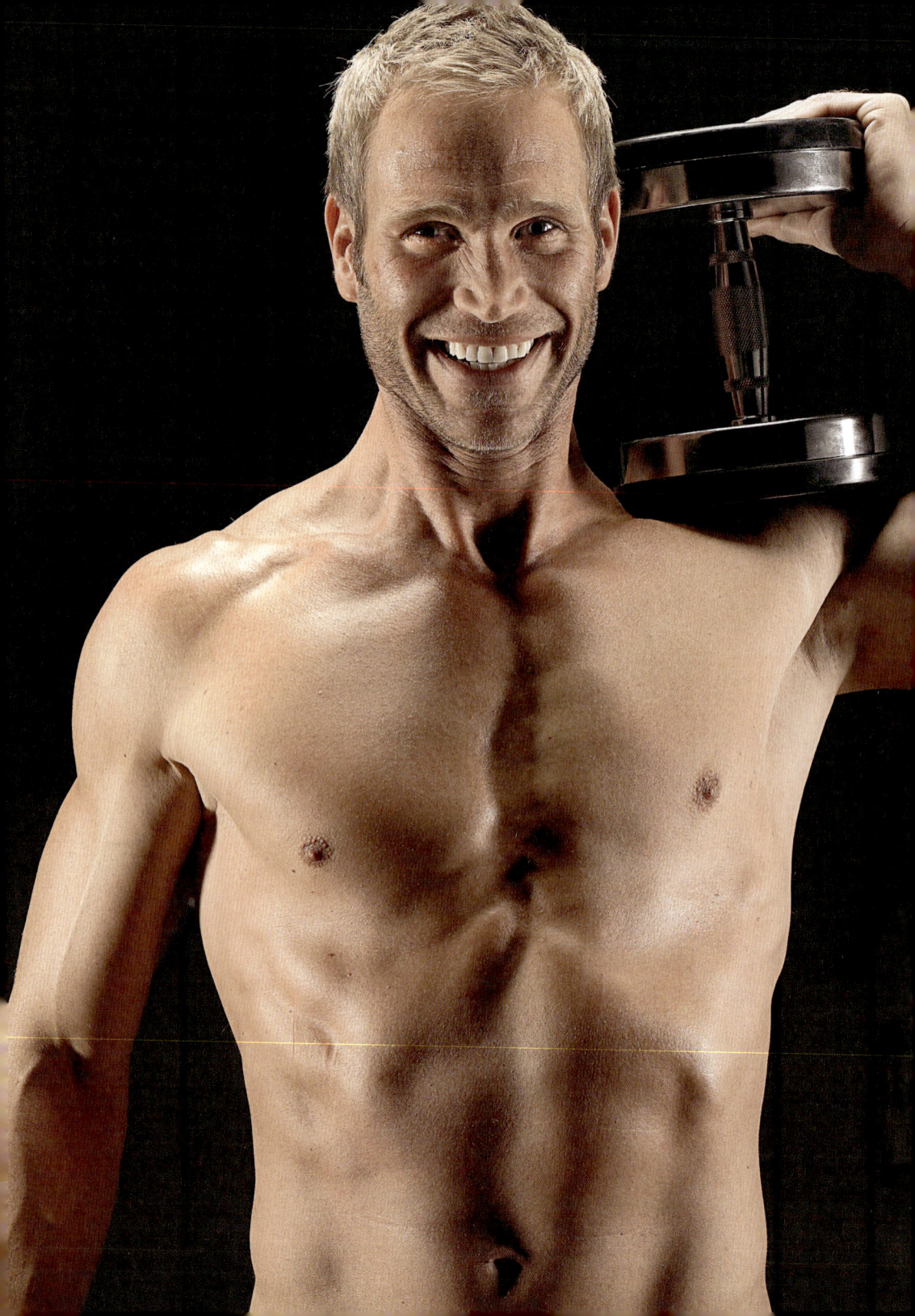

Trainings-effekte

Hanteltraining wirkt sich auf vielerlei Weise auf Ihren Körper aus. Sie können damit nicht nur Muskeln aufbauen, sondern auch Fett abbauen – ein angenehmer Nebeneffekt, den viele bislang für ein Privileg des Ausdauersports hielten. Lassen Sie sich überraschen, was Krafttraining noch alles Gutes für Sie tut.

Hanteltraining – das haben Sie dann davon

Nun haben Sie gesehen, was Sie mit Hanteln alles anstellen können, und erfahren, welche Intensität und welcher Aufwand welchem Zweck dient. Mehr Kraft? Kein Problem! Dickere Muskeln? So soll es sein! Weniger Fett – geht das auch?

Und wie das geht! Ein Ganzkörper-Krafttraining ist sozusagen die nachhaltigste Diät, die es gibt, und darüber hinaus die einzig funktionierende.

Weg mit dem Speck – Muskeln statt Fett

»Krafttraining soll schlank machen?« werden Sie skeptisch fragen. Denn noch heute gilt bei vielen Trainern die Ausdauer als Schlüssel zu Fettverbrennung und Gewichtsverlust. Und gerade das ist der Haken an der Sache: Die beiden Begriffe bezeichnen völlig verschiedene Dinge. Die Fettverbrennung bzw. der Fettstoffwechsel regelt die Grundversorgung des Körpers. Ebenso wie das Herz ohne Pause schlägt, bedient sich der Körper rund um die Uhr der zirkulierenden Fette und »verbrennt« diese in den Mitochondrien, den »Kraftwerken« der Zellen. Besitzt der Körper relativ viel aktive Muskelmasse, verbraucht diese auch entsprechend viel Energie, vorzugsweise Fettsäuren. Die Wissenschaft spricht dabei vom Grundumsatz. Der regelt den täglichen Energiebedarf des Körpers, damit alle lebenserhaltenden Funktionen gewährleistet werden – die von Gehirn, Herz, Lunge, Leber und restlichen Organen inklusive der Muskulatur. Je aktiver der Lebensstil ausfällt – hierbei sind Arbeit und Sport die relevanten Größen –, desto höher der summierte Leistungsumsatz. Der berechnet sich nach folgender Formel:

Leistungsumsatz = Grundumsatz in Ruhe plus körperliche Aktivität

Nun möchten Sie gern zehn Kilos verlieren, die unnötig die Hüften zieren, also gezielt Körperfett abbauen. Dafür brauchen Sie erstmal eine negative Energiebilanz, und das bedeutet, dass Sie zukünftig weniger essen sollten als der Körper braucht. Dazu wird dann gern die Empfehlung gereicht, ein Ausdauertraining von 30 Minuten in der Fettverbrennungszone zu absolvieren, um weitere Kalorien zu killen. Doch vergessen Sie das: Verglichen mit einem Ganzkörper-Krafttraining sind das Peanuts. Denn die regelmäßig stimulierte Muskulatur muss rund um die Uhr einen höheren Energiebedarf decken, und darum bekommen Sie mit Hanteltraining das Fett schneller weg.

Weg mit der Waage

Noch eine Empfehlung: Werfen Sie Ihre Waage aus dem Fenster. Denn wie viel Sie wiegen, sagt nicht wirklich etwas darüber aus, wie Sie aussehen. Muskeln wiegen nämlich mehr als Fett; wenn sich also die ersten Erfolge Ihres Krafttrainings einstellen – weniger Fett, mehr Muskeln, schlankerer weil besser konturierter Körper –, werden Sie das nicht zuerst an der Waage merken. Wenn Sie den Erfolg dennoch in Zahlen für die Nachwelt festhalten möchten: Schnappen Sie sich ein Maßband und messen Sie den Umfang von Taille, Brust, Oberschenkel & Co.

Lust und gute Laune – Hormoncocktails selbst gemixt

Wenn Sie die Hanteln kräftig anpacken und intensiv damit arbeiten, scheint Ihnen anschließend bei jedem Wetter innerlich die Sonne. Und schuld an allem sind mal wieder die Hormone. Denn die Stimmungsmacher und Gefühlsdusler entscheiden darüber, wie Sie durchs Leben gehen.

Wenn Sie sich fürs Hanteln entschieden haben, müssen Sie sich mit folgenden Nebenwirkungen abfinden:

■ Die oberste Hormoninstanz – der Hypothalamus – reguliert Bedürfnisse wie Schlaf und Appetit sowie Gefühle und Stimmungen wie Lust oder Wut mit dem agilen Botenstoff Serotonin. Wenn der

Und das sagt der Experte zum »Abspecken«

»Conditio sine qua non für eine Reduktion gespeicherten Körperfetts ist einzig und allein eine negative Energiebilanz (Energieverbrauch > Energiezufuhr), nicht aber ein Training im ›Fettstoffwechselbereich‹. Ein Fettstoffwechseltraining hat nur den Zweck, die muskuläre Energiebereitstellung bei aerober Leistung zu ökonomisieren und ist damit die Grundlage der Langzeitausdauerleistungsfähigkeit: Die arbeitende Muskulatur lernt, bei der gleichen Energieflussrate mehr Fettsäuren zu verbrennen, und kann damit besser mit ihrem wertvollen, da limitierten Glykogenspeicher haushalten und letztlich eine höhere Ausdauerleistung erbringen. Dazu braucht es lange, extensive Trainingseinheiten, die für Marathonläufer, Radrennsportler und Triathleten wichtig sind, nicht aber für einen untrainierten Adipösen. Eine negative Energiebilanz ist vielmehr ein überdauernder Prozess, in den natürlich auch der Energieumsatz während eines Trainings eingeht, aber unabhängig davon, ob oder wie viel Energie dabei aus der Fettverbrennung gewonnen wird.

Bei negativer Energiebilanz holt sich der Organismus die ›fehlende‹ Energie aus den dafür angelegten Energiedepots, nämlich aus dem Fettgewebe. Nur bei Fastenkuren und Crash-Diäten wird zusätzlich Muskelgewebe abgebaut. Die nicht arbeitende Muskulatur gewinnt ihre Energie wegen der niedrigen Energieflussrate so gut wie ausschließlich aus der Fettverbrennung, auch die des Untrainierten. Wer aber glaubt, die Muskulatur durch ein Fettstoffwechseltraining zur ›Fettverbrennungsmaschine‹ auch bei körperlicher Ruhe zu machen, irrt. Ein nachhaltiges und dauerhaftes Ankurbeln des Ruhestoffwechsels gelingt am effektivsten mittels intensivem Ganzkörper-Krafttraining.«

Dr. Kurt Moosburger

Dr. Kurt Moosburger ist Internist, Sportarzt und Ernährungsmediziner.

Körper in Wallung gerät, macht der Hypothalamus mobil und veranlasst über die Hirnanhangsdrüse – die Hypophyse – die Ausschüttung weiterer Action-Hormone. Das geschieht durch Senden von Botenstoffen an die entsprechenden Zieldrüsen oder auch direkt mit dem selbst produzierten Schmerztöter und Aufputscher Endorphin.

■ Die körpereigene Allzweckwaffe des Wachstumshormons erledigt alle anfallenden Reparaturen prompt und nicht erst eine Woche später wie der handelsübliche Handwerker. Die Schilddrüse erhält die Order und schickt die Hormone T3 und T4 auf den Weg; diese steigern sowohl den Fettabbau als auch den Knochenaufbau, fördern die Wärmeentwicklung im Körper und erhöhen den Sauerstoffverbrauch. Im Nebennierenmark rüstet sich das Adrenalin und beginnt mit dem Fettabbau im Gewebe, wodurch mehr freie Fettsäuren ins Blut und damit auch in die Mitochondrien gelangen. An den Zellrezeptoren dockt Insulin an und schleust die Glukose hinein, die für die aerobe und anaerobe Energiegewinnung gebraucht wird.

■ Und weiter geht's mit den Keimdrüsen, den Hoden. Sie produzieren verstärkt Testosteron, was der Zunahme von Muskelmasse dient und die Liebeslust steigert. Bevor sich also jemand ein Pflaster auf den Po kleben lässt und damit eher noch die eigene Testo-Produktion ausbremst, möge er doch lieber zur Hantel greifen und ein paar Wochen unsere Programme pumpen. Sollte dann wider Erwarten immer noch tote Hose sein, bleibt zu checken, ob die Rahmenbedingungen des Trainings passen.

■ Und last but not least wollen wir nicht unterschlagen, dass der Cholesterinquotient verbessert wird, weil das HDL steigt und die Triglyzeride sinken.

Stabil von Kopf bis Fuß

Gelenke brauchen täglich Druck, damit sie reibungslos funktionieren. Das liegt an den vakuumverpackten Mechanismen von Knie & Co.: Die Natur hat die Gelenke zum Schutz fein abgekapselt und es so eingerichtet, dass das Schmiermittel, die Synovialflüssigkeit, über Druck in den Knorpeln produziert wird.

Diesen Beitrag zur täglichen Gelenkigkeit leistet das Krafttraining; je mehr Gelenke darin involviert sind, desto besser. Die Kniebeuge beispielsweise sollten Sie nicht nur wegen des knackigen Pos, der strammen Schenkel oder anderer optischer Resultate machen – mit dieser Übung kommen Wirbelsäule, Hüften, Knie und Füße zu ihrem Recht.

Gleiches gilt für Sehnen, Bänder und Knochen – regelmäßige Belastungen machen sie messbar stärker, elastischer und widerstandsfähiger. Die Knochendichte nimmt zu, Osteoporose bleibt ein Fremdwort, Bänder und Sehnen werden fester. Allerdings läuft dieser Prozess zeitlich verzögert ab: Das Wachstum des Bindegewebes, der sogenannten passiven Strukturen, hinkt dem der Muskeln hinterher. Doch keine Sorge, darauf nehmen die Programme natürlich Rücksicht.

Gelenke in Bestform

Immer wieder liest man in Zeitschriften von Erkenntnissen wie den folgenden: »Nordic Walking belastet die Knie um so-und-so-viel Prozent weniger als Joggen, Radfahren belastet die Wirbelsäule um so-und-so-viel Prozent weniger als Nordic Walking – und Schwimmen belastet gar kein Gelenk mehr.«

Ganz richtig und prima für Menschen mit Arthrose oder massiven Gewichtsproblemen. Aber was machen Schwimmer an Land? Natürlich Krafttraining! Denn wenn die Muskulatur in den Läuferbeinen stark genug ist, um den evolutionären Primärauftrag zu erfüllen, wenn sie das Gelenk stabilisiert und schädigende Stöße abfängt, dann können Sie auch ohne Bedenken losrennen. Also: Erst den Gelenken kräftig Druck machen, dann durchstarten! Und Ersteres können Sie z.B. auch tun, wenn Sie einen lieben Menschen mal wieder ganz fest in den Arm nehmen – das kommt leider viel zu kurz und hebt doch gleich die Stimmung.

Die neue Kraft im Kreuz – Rückenschmerzen ade

Es ist schon paradox: Wenn wir nach allen Regeln der klassischen Rückenschulkunst eine Kiste Bier heben sollen, dann gehen wir tief in die Hocke, halten die Kiste zwischen den Knien – und die weisen auch mal über die Fußspitzen hinaus. Dann wird zugepackt, mit gestreckten Armen und Beinen.

Sollen wir dagegen im Studio eine vermeintlich richtige Kniebeuge machen, heißt es ganz bestimmt: Die Knie bloß nicht über die Fußspitzen zeigen lassen, das belastet die Knie zu stark! Die Rückenschule ruiniert die Knie also, und das Studio rettet sie. Dafür steht bei den Rücken-Rettern das Heben mit nicht gebeugten Knien auf dem Index: zu großer Druck auf die Bandscheiben, die ploppen dann alle nur so raus.

Und so haben wir für den Alltag noch viele andere lustige Bewegungsregeln. Könnte es angesichts all dieser Dos und Don'ts nicht sogar sein, dass Sie in der Missionarsstellung zu stark ins Hohlkreuz fallen? Dann würde sich die Menschheit noch vor dem Klimakollaps verabschieden.

Fit in jeder Lage

Deshalb vergessen Sie bitte all diese gut gemeinten Ratschläge und stärken Sie sich mit Hanteltraining. Dann sind Sie bestimmt gelenkig genug für das Kamasutra und stark genug für die Widrigkeiten des Alltags, die da heißen am Schreibtisch sitzen, Getränkekisten schleppen und Freunden beim Umzug helfen. Es gibt immer etwas zu heben und zu halten; die äußeren Bedingungen lassen sich selten optimieren, dafür aber die eigene Konstitution.

Na ja, und zwei gute Ratschläge haben wir doch noch für Sie: Machen Sie alles, was Sie tun – nicht nur die Übungen in diesem Buch –, bewusst, langsam und kontrolliert. Dann bleiben auch die Bandscheiben an ihrem Platz, so die stabilisierende Muskulatur nicht völlig marode ist.

Die meisten Hexen schießen, wenn sich die Menschen zu ruckartig bewegen, sich nach langer, einseitiger Belastung z. B. plötzlich aufrichten oder in kaltem Zustand zu schwere Lasten heben. Deswegen lautet das zweite Geheimnis: Körperspannung. Gewichtheber sind auch nur Menschen, die für ihre spezielle Aufgabe allerdings hervorragend präpariert sind. Und wir machen das Gleiche mit Ihnen, präparieren Sie optimal für den Alltag, damit Ihr Tatendrang nicht durch mangelnde Kraft eingeschränkt oder gar verhindert wird.

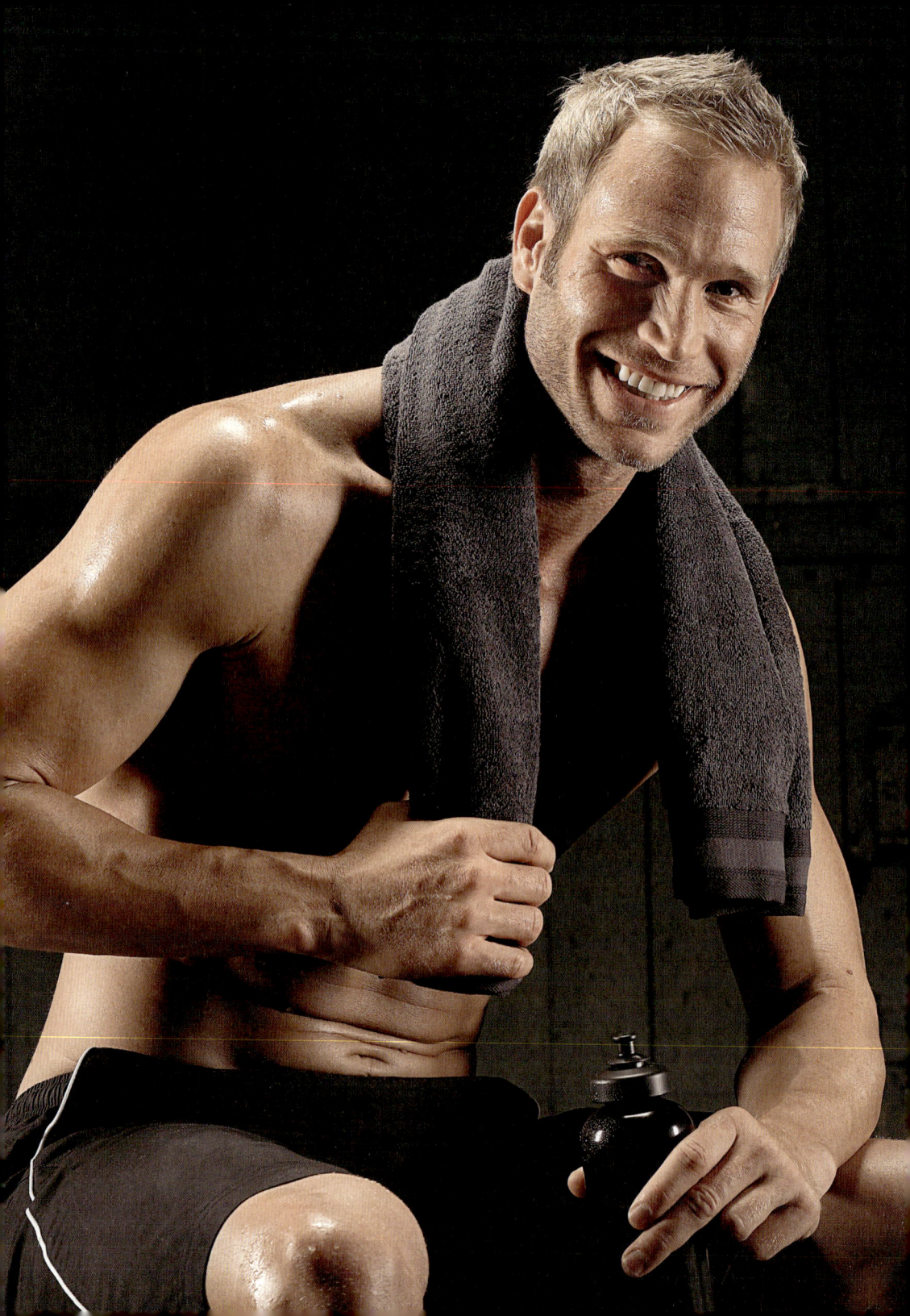

Mach mal Pause

Ohne Pausen läuft gar nichts mehr – auch das beste Training bleibt ohne Erfolg, wenn der Körper nicht regelmäßig Zeit zur Regeneration bekommt und gepflegt wird. Und dazu gehört ein gesunder Schlaf ebenso wie eine ausgewogene Ernährung und aktive Entspannung.

Mach mal Pause – Regeneration

Training belastet den Körper systematisch – und Sie haben das so gewollt. Wenn Sie dabei oft bis an Ihre Grenzen gehen, spüren Sie das recht schnell. Allerdings im negativen Sinne: Denn vor dem Aufbau kommt der Abbau, bevor Sie stärker werden, lässt die Kraft nach, und die Leistung wandert in den Keller – kurzfristig.

Damit Ihr Körper wie Phönix aus der Asche wieder ersteht, braucht er Zeit und Pflege. Die Phase der Regeneration ist ebenso wichtig wie die des Trainings. Beides sollte immer in der Balance bleiben, im Sinne einer progressiven Entwicklung. Während des Workouts setzen Sie die Trainingsreize, belasten die Muskulatur über das gewöhnliche Maß hinaus und schocken damit den Organismus. Hanteln Sie allerdings mit einem Gewicht, das Sie nach zehn Wiederholungen entspannt wieder weglegen, geschieht gar nichts: Der Körper ist mit dem Widerstand vertraut, wird zu keinerlei Reaktion provoziert und aktiviert auch nicht mehr Muskeln als nötig. Denn das würde bedeuten, mehr Energie aufzuwenden als ökonomisch wäre, und davon hält der Organismus so überhaupt nichts.

Körper auf Sparkurs

Das oberste Prinzip des Körpers lautet Ökonomie. Von alleine macht er keine einzige Fettzelle platt oder auch nur eine Muskelfaser dicker. Denn Muskeln sind große Energiefresser, und Energie ist ein kostbares Gut, das es um fast jeden Preis zu bunkern gilt. Deshalb ist der Körper auch in der Lage, überall Fettdepots anzulegen – früher überlebenswichtig, heute meist ein Ärgernis, optisch wie gesundheitlich. Genetisch toben wir immer noch in der Steinzeit herum, das wird wohl noch eine Weile so weitergehen – und so lange müssen wir den Körper eben mit seinen eigenen Mitteln austricksen.

Kommen die Reize in regelmäßigen Abständen und lassen dem Körper Zeit, sich anzupassen, dann passt er sich auch an. Hinter dieser großartigen Erkenntnis verbirgt sich die wohl wichtigste Trainingslehre: Kontinuität. Es kommt nicht so sehr darauf an, wie hart Sie zu Werke gehen; viel wichtiger ist die Regelmäßigkeit. Das mag langweilig klingen, aber wie der stete Tropfen den Stein höhlt, so baut auch das stete Training den Körper auf. Und zwar nachhaltig, d.h. qualitativ hochwertig und mit Erinnerungseffekt.

Das Muskelgedächtnis

Durch regelmäßiges Training entwickeln Muskeln so etwas wie ein Gedächtnis. Wenn Sie nach Wochen der Abstinenz wieder zur Hantel greifen, reagieren die schlaffen Muckis flotter auf die Reize als untrainierte. Das gleiche Phänomen erleben Patienten, sobald der Gips ab ist: Die Muskeln sind ziemlich zügig wieder da, sie lassen sich schnell wieder auftrainieren. Einen wissenschaftlichen Beweis für das Erinnerungsvermögen von Muskeln müssen wir noch schuldig bleiben; solange begnügen wir uns mit dem Phänomen als solchem. Und davon sollten auch Sie profitieren, indem Sie sofort mit dem Training beginnen.

So viel zur Theorie; in der Praxis schaut es ja meist etwas anders aus. Die Muskeln nämlich finden das Training gar nicht witzig und wehren sich anfangs gegen jede Attacke von außen. Nun kommt das Zauberwort ins Spiel: Regeneration.

In puncto Wellness für die Muckis haben Sie eine Vielzahl von Möglichkeiten. Beginnen Sie am besten gleich nach dem Training damit: Dehnen und Massieren, Sauna oder Infrarotkabine – was immer die malträtierte Muskulatur zum Entspannen braucht. Aber lassen Sie es locker angehen: Ein Kurzprogramm genügt, da das Hanteltraining den Körper genug gestresst hat; dem Immunsystem widmen Sie sich ein anderes Mal. Das wichtigste Instrument aber im Konzert der Regeneration ist der Schlaf. Die Natur hat dies so simpel wie praktisch eingerichtet, und trotzdem bringt der Mensch es fertig, selbst das noch zu vermasseln. Weil der Wahn vorherrscht, irgendetwas verpassen zu können, kommt kaum noch jemand auf die obligatorischen acht Stunden Nachtruhe.

Des Lebens Würze — Schlaf

Wenn Sie groß und stark werden wollen, schlafen Sie ausreichend und möglichst ungestört. Fragen Sie die Chronobiologen, warum Schlaf so unendlich wichtig ist; wir sagen Ihnen, warum er über Erfolg oder Misserfolg Ihres Trainings entscheidet.

Ein intensives Workout zerstört Muskelzellen und hinterlässt eine riesige Baustelle. Der Körper aber duldet ein solches Chaos nicht und schickt seine Bautrupps sofort an die Orte der Verwüstung. Und die Jungs laufen nur zur Höchstform auf, wenn Sie schlafen.

Ein geniales Programm läuft ab: Sie ruhen sich aus, und Ihr Körper räumt auf. Der Zellschrott wird abtransportiert, neue Zellen werden aufgebaut. Damit aber das Wachstumshormon z. B. seinen Job zufriedenstellend erledigen kann, müssen Sie lange genug weg sein. Selbst auf die Gefahr hin, dass Sie sich damit temporär ins soziale Abseits manövrieren: Manchmal muss man eben Prioritäten setzen, und der Körper wird es Ihnen danken. Je mehr der kostbaren Tiefschlafphasen Sie mitnehmen, desto mehr kann sich der Körper erholen. Auch das Immunsystem profitiert ungemein davon.

Immer mit einplanen!

Der muskuläre Reparaturprozess ist auch Teil der Superkompensation (siehe S. 113). In dem wissenschaftlichen Modell werden alle durch Training ausgelösten Anpassungen des Körpers addiert; es zeigt, wann der Körper wieder fit für die nächste Herausforderung ist. Der Schlaf spielt dabei eine Schlüsselrolle; doch nach der Nachtruhe sollten die beanspruchten Muskeln auch am Tage weiter geschont werden. Das kann zwischen 48 und 96 Stunden dauern, abhängig von der Intensität des Trainings und den begleitenden Wellness-Maßnahmen.

Das bedeutet: Sie wählen Ihr Programm nicht nur nach der verfügbaren Trainingszeit, sondern kalkulieren die Phasen für die Erholung mit ein. Wird das zu kompliziert oder gar lusttötend? Verstehen Sie uns bitte richtig: Wir freuen uns über jedes Kilo, das Sie zusätzlich heben, und wir sind bestimmt keine Freunde homöopathischer Gewichtsdosierungen – wenn Ihnen aber hektische Zeiten ins Haus stehen oder lange Nächte, weil Sie gerade frisch verliebt oder Papa geworden sind, dann produzieren schwere Workouts nur Frust und kaum Erfolg. Seien Sie lieber flexibel und wählen Sie aus dem Programmpool eine andere Variante.

Pausen – ohne sie läuft nix

Lassen Sie den Körper in Ruhe seine Arbeit machen, denn wie gesagt: Jedes Workout ist ein mehr oder weniger brutaler Eingriff in die bestehende Ordnung und produziert Chaos. Warten Sie mit der nächsten Attacke, bis sich der Körper wieder erholt hat und Sie sich fit fühlen für die nächste Einheit.

Konkret: Sie haben die »Drei Könige« auf Basis des Muskelaufbaus trainiert. Ein schweres Training, darum dürfen Brust, Rücken und Beine jetzt zwei Tage pausieren. Trotzdem können Sie zu Hause ein paar Sit-ups machen und eine Runde locker um den Block laufen.

Haben Sie die »Glorreichen Sieben« im Ausdauermodus hinter sich gebracht, reicht schon ein Tag Hantelabstinenz und Sie können wieder zupacken. Was Ihnen am besten bekommt, finden Sie mit der Zeit selbst heraus; in der großen Trainingsgleichung gibt es einfach zu viele Unbekannte. Wir können Ihnen lediglich Ideen liefern – Probieren geht immer noch über Studieren. Je mehr Sie experimentieren und auf die Reaktionen des Körpers achten, desto eher wissen Sie, was er will oder braucht.

Bei regelmäßigen Trainingsreizen und ausreichend Pausen steigert der Körper seine Leistung stetig.

Fight or Flight

Um herauszufinden, was Ihr Körper braucht, sind Pausen immens wichtig. Integrieren Sie sie ganz bewusst in Ihren Alltag. Dazu ein kleiner Exkurs: Wenn Sie rennen oder heftig hanteln, fährt der Körper automatisch sein Leistungsprogramm ab. Gesteuert wird das Ganze über das vegetative Nervensystem. Verantwortlich für die Action ist der Sympathikus: Er mobilisiert das notwendige Hormonprofil, um entweder vor einer Gefahr wegzulaufen oder sich ihr kämpfend zu stellen. Sollten Sie also auf dem Weg zur U-Bahn zufällig auf einen Säbelzahntiger treffen, ist die Flut von Adrenalin, Endorphin und Kortisol in den Adern wirklich super – als Dauerzustand eignet sie sich eher nicht. Doch genau das verursacht »unser täglich Stress« in unserem Körper: Er gaukelt ihm eine ständige Bedrohung vor, und das macht ihn mit der Zeit müde und mürbe.

Körper und Geist müssen sich erholen und dem Parasympathikus eine Chance geben. Der Kompagnon des Sympathikus verringert die Atemfrequenz und weitet die Gefäße; er sorgt sozusagen für ruhig Blut, fördert die Verdauung und lässt den Stoffwechsel arbeiten. Gönnen Sie sich kleine Fluchten, ob auf die Sonnenbank oder in die Badewanne, auf die Parkbank oder die Weichturnmatte – entspannen Sie, wo Sie nur können.

Ernährung – das A und O

Hand aufs Herz: Haben Sie heute gefrühstückt? Sehr gut, Punkt für Sie. Und was, wenn Sie die Frage gestatten? Kaffee und Toast auf die

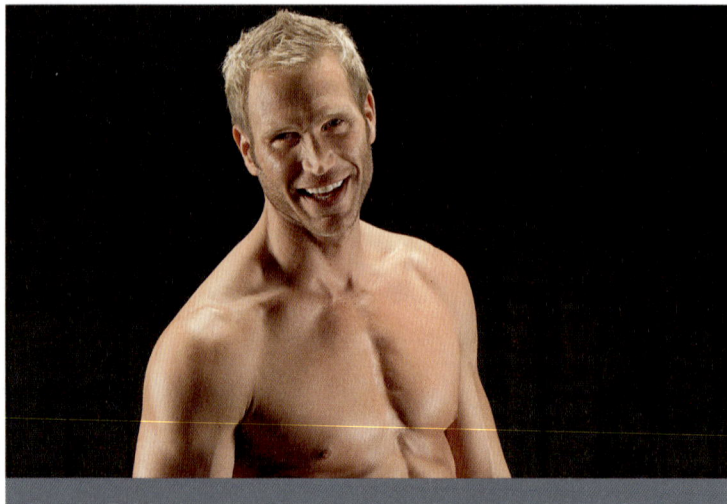

Ein gutes Training braucht auch Pausen – richtig fit und gesund bleiben Sie nur mit einem Mix aus Anspannung und Entspannung, aus Workout und Regeneration.

Schnelle, ein Fertig-Müsli oder den selbst geschnippelten Obstsalat? Alles hintereinander weg? Wunderbar.

Geizen Sie nicht mit Kalorien, wenn Sie beispielsweise mehr Muskeln aufbauen wollen. Aber achten Sie auf die optimale Komposition der Speisen. Dazu wieder ein kleiner Exkurs: Wie delikat Ihr Essen auch aussieht und schmeckt – es besteht aus Eiweiß, Fett und Kohlenhydraten. Nun kommt es darauf an, wie diese in der Mahlzeit verteilt sind und welche Qualität sie besitzen. Obst und Gemüse sind unsere Favoriten bei den Kohlenhydraten, sie sind frisch und reich an Vitaminen, Mineralien, Spurenelementen und Ballaststoffen. Dann gibt es die Klasse der Kohlenhydrate mit dem schon latent unappetitlichen Namen der Sättigungsbeilage: Reis, Nudeln, Klöße, Pommes, Kroketten und so weiter. Diese Kandidaten sind mit Vorsicht zu genießen: Zu viel davon landet schnell auf den Hüften und hält sich meist hartnäckig.

Alles, was der Körper zu viel an Nährstoffen bekommt, verwandelt er stumpf in Fett. Auch wenn Sie gar kein Fett essen, sondern Kohlenhydrate: Der Körper ist cleverer und nutzt diesen Überlebensmechanismus für sich. Nichts gegen ein paar leckere Kartoffeln oder etwas Pasta, aber bitte keine Extreme. Denn auch wenn Sie sich eine volle Stunde beim Training anstrengen, sind danach die Glukosedepots in Ihren Muskeln keinesfalls leer – wenn dem so wäre, könnten die Muskeln überhaupt nicht mehr funktionieren.

Proteine nachlegen

Wenn Sie trainiert haben, brauchen Sie in den ersten beiden Stunden nach dem Workout erst einmal Kohlenhydrate und Eiweiß, denn Letzteres ist der Stoff, aus dem die Muskeln sind. Wenn Sie also Muskeln aufbauen möchten, müssen Sie dem Körper genügend Proteine zur Verfügung stellen, damit die Wachstumshormone des Nachts auch genug Baumaterial haben.

Die besten Proteinquellen sind immer noch Fleisch, Käse, Milchprodukte und fetter Fisch – womit wir schon beim viel gescholtenen Fett wären. Lange stand es in dem Verdacht, dick zu machen; das stimmt auch, vorausgesetzt, man isst zu viel davon. Und das gilt wiederum für alle Nährstoffe. Zum Glück ist das Fett inzwischen rehabilitiert:

Der Körper braucht es dringend, weil es ebenso wie das Protein an fast allen Bauarbeiten im Körper beteiligt ist und zu den bedeutendsten Bauelementen der Zellen zählt. Eine gute Ernährung ist letztlich immer eine Frage der Ausgewogenheit.

Wie viel Eiweiß braucht der Mensch?

Folgende Faustregel hat sich durchgesetzt: Der durchschnittliche tägliche Eiweißbedarf liegt bei rund 0,8 Gramm pro Kilogramm Körpergewicht. Wiegen Sie 80 Kilo, sind das 64 Gramm Eiweiß. Diese Menge braucht der Körper nur für den Zweck des Erhalts, Extras wie Muskelaufbau sind dabei nicht eingeplant. Wer dazu konstant Krafttraining macht, darf 1,2 Gramm Eiweiß pro Kilogramm Körpergewicht konsumieren.

Sie müssen also kein schlechtes Gewissen bekommen, wenn Sie mal ein größeres Steak essen, sondern eher überlegen, woher Sie die restlichen Proteine nehmen. Denn bekommt der Körper zu wenig Eiweiß, baut er es rigoros in der Muskulatur ab, um es dort einzusetzen, wo es wirklich dringend gebraucht wird. So dienen Ihre hübschen Muskeln dem Körper auch als solide Eiweißdepots.

Flüssigkost

Zum Essen gehört natürlich auch das Trinken, und da steht Wasser ganz oben auf der Liste, reines Wasser, frisch aus der Leitung. Wasser braucht der Organismus ständig, damit die Versorgung im Körper funktioniert. Bekommt er davon zu wenig, trocknet er langsam aus, und der gesamte Stoffwechsel verschlechtert sich. Eine zentrale Aufgabe des Wassers ist der Transport der Nährstoffe zu den Zellen und der Abtransport der Abfallprodukte. Ist alles im Fluss, funktionieren die Kreisläufe von Blut und Lymphflüssigkeit optimal.

1,5 bis 2 Liter Flüssigkeit pro Tag sind in Ordnung, nicht auf ex, sondern schön verteilt. Wenn Sie sich anstrengen, darf es gern auch ein wenig mehr sein und ein wenig salzig dazu, schließlich schwitzen Sie genug von dem kostbaren Mineral namens Natrium aus. Da die meisten Mineralwässerchen allerdings damit werben, extra natriumarm zu sein, können Sie auch selbst eine Prise dazugeben.

Und das sagt der Experte zum Eiweiß

»Nachdem Eiweiß mit der Nahrung aufgenommen und in seine Aminosäuren aufgespalten ist, werden diese auf dem Blutweg in die Muskelzellen transportiert und zum körperspezifischen Muskelprotein aufgebaut. Je höher die Eiweißzufuhr, desto mehr Aminosäuren und desto mehr Muskelprotein wird aufgebaut. Neue wissenschaftliche Erkenntnisse bestätigen die uralte Erfahrung von Kraftsportlern: Eiweiß hat per se, also auch ohne aktives Muskeltraining, einen muskelaufbauenden Effekt. Eiweiß ist ein Anabolikum, nicht nur reiner Baustoff! Vielmehr stimuliert Eiweiß zusätzlich auch noch den Muskelstoffwechsel. Natürlich setzt ein anstrengendes Training bzw. die gezielte Muskelbelastung noch zusätzlich einen entscheidenden Reiz zum Muskelwachstum. Aber der Muskel wächst nicht während des Trainings. Vielmehr wird die Ruhephase nach der Belastung, die ›Regenerationsphase‹, genutzt, um aus dem angebotenen Baumaterial mehr Muskeln aufzubauen. Deshalb sind eine eiweißreiche Ernährung und ausreichend Schlaf so wichtig für die Fitness. Um Missverständnissen vorzubeugen: Es genügt nicht, einfach nur zu essen, um kräftig zu werden. Führt eine erhöhte Eiweißzufuhr zu einer überkalorischen Ernährung, werden die überschüssigen Kalorien auch nur als Fett abgelagert. Und der anabole Effekt bzw. der Wirkungsgrad der Eiweißsynthese wird zunehmend geringer, je höher die Eiweißzufuhr liegt. Aber selbst bei einer Menge von 4 Gramm Eiweiß pro Kilogramm Körpergewicht werden noch etwa 20 Prozent der Aminosäuren zum Muskelaufbau verwendet. Die restlichen 80 Prozent werden verbrannt, d.h. zur Energiegewinnung herangezogen. Bei der Eiweißverbrennung entsteht der giftige Harnstoff, der dann über die Nieren ausgeschieden werden muss. Deshalb ist es sicherlich nicht sinnvoll, eine derart hohe Eiweißmenge zu konsumieren.«
Dr. Nicolai Worm, München

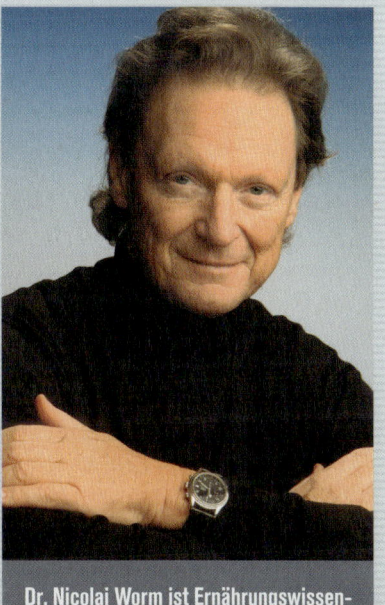

Dr. Nicolai Worm ist Ernährungswissenschaftler in München.

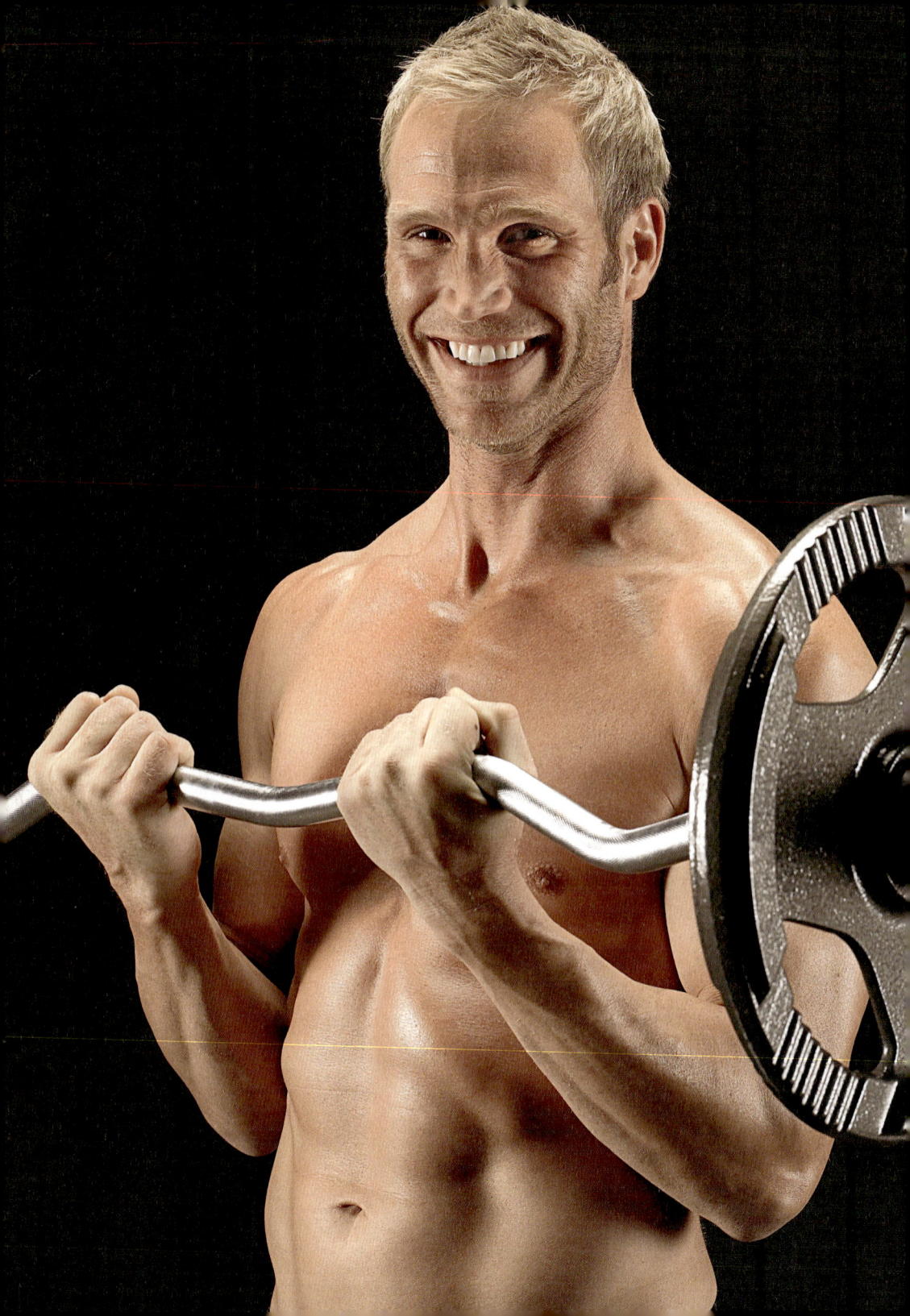

Zu Hause oder im Studio?

Keine wirkliche Gretchenfrage, denn beide Varianten haben ihre Vorteile für sich. Das Training im Studio ist wahrscheinlich effektiver, weil Ihnen dort ein umfangreicheres Equipment zur Verfügung steht. Doch auch zu Hause sollten Sie sich keinesfalls zur Untätigkeit verbannt fühlen.

Home- und Studiotraining

Unsere Workouts spielen sich im Wesentlichen in einem Fitnessstudio ab, und das hat auch seinen Grund: Dort gibt es eine große Auswahl an Hanteln und Gewichten, Sie werden also kaum in die Verlegenheit kommen, plötzlich nicht mehr genug eisernen Widerstand zu finden.

Wir haben uns bisher immer respektvoll vor den dicken Dingern wie den 50-Kilo-Kurzhanteln verneigt, sie aber auch artig im Regal liegen gelassen und uns den leichteren Brüdern und Schwestern gewidmet. Doch man sollte nie »nie« sagen, und allein die Gegenwart dieser imposanten Gewichte kann dazu motivieren, beim nächsten Mal vielleicht doch die zwei Kilo schwerere Hantel zu greifen.

Studio als Motivationsfaktor

Neben der perfekten Hardware bietet das Studio aber auch kompetente Hilfe in Form von Trainern oder Trainingspartnern. Unsere Programme sind zwar grundsätzlich darauf ausgelegt, dass Sie mit den Übungen allein zurechtkommen; wenn es sich aber einrichten lässt, sollten Sie sich unbedingt einen Trainer oder Trainingspartner suchen – jemanden, der Sie nicht nur anfeuert, sondern Ihnen bei den einzelnen Übungen ganz leicht hilft. Sie werden sich wundern, wie viel Kraft Sie plötzlich mobilisieren!

Das beste Beispiel ist wieder das Bankdrücken. Wer allein dort liegt und tapfer die Stange stemmt, wird immer weniger Kraft mobilisieren als jemand, der zwei helfende Hände hinter sich weiß. Probieren Sie es einmal aus: Nehmen Sie Ihre übliche Last und bitten Sie jemanden, beide Zeigefinger unter die Stange zu halten und die Bewegung mitzugehen. Sie werden das Gewicht pumpen, als wäre es gar nicht da, munter hoch und runter. Die beiden Finger machen nichts anderes als die Psyche vor der Angst des Absturzes zu befreien. Sollte Ihre Kraft schwinden, gibt es keinen Grund zur Sorge, doch garantiert: Ihre Kraft wird sich erst richtig entfalten.

Optimales Equipment

Das Studio bietet nur stabiles Equipment; kein Wunder, das Inventar soll ja auch ein Leben lang halten. Darum aber unser Plädoyer für die schweren Sachen: Nutzen Sie im Studio all die Stangen, Gewichte und Bänke, die bei Ihnen zu Hause nie Platz hätten. Denn das macht ein Studio so wertvoll: Nur hier trainieren Sie richtiges Kniebeugen und Kreuzheben, hier können Sie anständig Bank drücken und schöne weite Klimmzüge machen. Alles andere können Sie bei akuter Zeitnot und ohne großen Aufwand auch in den eigenen vier Wänden trainieren.

Ein weiterer Vorzug des Studios: die Spiegel. Korrigieren Sie sich, schauen Sie genau hin – vorzugsweise auf Rücken und Knie und dann erst auf den Po der Nachbarin. Natürlich droht überall attraktive Ablenkung, und angeblich soll auch das ein Grund für den Besuch eines Fitnessstudios sein. Wenn Sie aber konsequent und konzentriert bei der Sache sind, werden die anderen Augen machen.

Koordinationsübungen — ein Heimvorteil

Bevor Sie nun allen möglichen Kram für das Workout zu Hause zusammenkaufen, ein paar Gedanken zum Training in den eigenen vier Wänden. Was Sie brauchen, sollte so wenig Platz wie möglich beanspruchen und von hohem Nutzen sein. Das schließt schon mal eine kleine Bank sowie jede Art von Gestellen aus. Stattdessen empfehlen wir einen schönen bunten dicken Gymnastikball. Darauf können Sie sitzen oder liegen, Übungen machen und so ganz nebenbei auch noch die Koordination verbessern. Wenn Sie den Fokus des Heimtrainings zugunsten der Koordination verschieben, können Sie Ihr kleines Hantelprogramm effektiv aufpeppen.

Was Sie zu Hause brauchen

Ihr Gerätepark setzt sich folgendermaßen zusammen: ein paar Kurzhanteln und eine SZ-Stange, das reicht. Die Kurzhanteln gibt es im Set; sie wiegen zusammen mit den Scheiben meist um die zehn Kilogramm – wir haben die Dinger allerdings noch nie auf eine Waage gelegt. Die SZ-Hantel bietet sich als kurze Langhantel an; sie nimmt nicht zu viel Platz weg, und Sie können die gleichen Scheiben verwenden wie bei der Kurzhantel. Wählen Sie glatte Stangen, nicht die Modelle mit Gewinde und zum Festmachen, einfache Stahlspangen statt Inbusverschlüssen – die Montage dauert einfach zu lange, und irgendwann ist der Schlüssel eh futsch.

Zusätzlich können Sie sich noch ein schickes Medizinbällchen gönnen. Ruhig die klassische Variante aus dickem Leder, die passt perfekt zum Metall, hat Charakter und ein Gewicht von zwei Kilogramm. OK, das ist Old School – aber was spricht dagegen? Denn auch der Medizinball schult Kraft und Koordination, egal ob Sie ihn werfen und fangen oder drauf- und drüberhüpfen. Er macht so ziemlich alles mit und hält Sie auf Trab, ein Leben lang.

Deuser-Band und Springseil

Das Deuser-Band erfand der ehemalige Masseur der deutschen Fußball-Nationalmannschaft; erst ließ er seine Jungs mit Fahrradschläuchen trainieren, später drückte er ihnen das stabile und zugkräftige Band in die Hand. Noch heute ist es ein idealer Begleiter auf Reisen: Es wiegt so gut wie nichts, hält aber alle Strapazen aus. Auch dieses Gerät ist nicht wirklich angesagt, weil es in der Vergangenheit von diversen Gummibändern aus Praxen und Studios verdrängt wurde. Wer sich aber einmal damit angefreundet hat – und das geht schnell! –, der gibt es nie wieder her.

Und last but not least: das Springseil. Ähnlich wie das Deuser-Band weist auch dieses Sportgerät eine gewisse Affinität zum Boxen auf – perfekt, um Ausdauer, Schnelligkeit und Koordination zu trainieren. Zum Springen reichen Ihnen zwei Quadratmeter Platz. Die Kosten halten sich auch in Grenzen: Ein gutes Laufband kostet rund 100-mal so viel wie ein ordentliches Springseil. Nehmen Sie ruhig das Modell mit dem ummantelten Stahlseil, das brennt vielleicht anfangs ein wenig, wenn es an die Wade knallt, läuft aber durch das Eigengewicht schön rund. Sie müssen nicht wie wild mit den Armen kreisen oder schwingen und hochhüpfen, sondern können gepflegt auf den Zehen tänzeln. Jeden Tag eine Minute länger, und alle 30 Sekunden die Knie ein wenig höher. Hüpfen, hanteln, hüpfen, hanteln – und Sie kommen in die Form Ihres Lebens.

Und das sagt der Experte zur Koordination

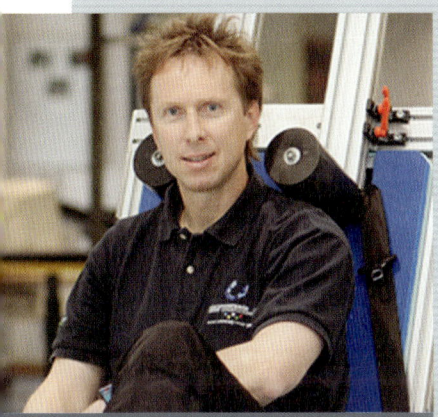

Prof. Dr. Christian Raschner leitet das Institut für Sportwissenschaft in Innsbruck.

»Kommen wir aus dem Gleichgewicht, versucht der Körper sofort, sich der neuen Situation anzupassen und die Balance wiederherzustellen. Gelingt dies, bewegen wir uns auch stabil auf einem labilen Untergrund, gelingt dies nicht oder zu langsam, kann es leicht zu einem Sturz oder zu einer nicht situationsgemäßen Bewegung kommen. An der Uni in Innsbruck haben wir ein System mitentwickelt und evaluiert, das die relevanten Größen misst, die über den jeweiligen koordinativen Status quo eines Menschen Auskunft geben: Das ist zum einen die Sensomotorik, die aussagt, wie schnell und präzise sich die Muskeln adäquat ansteuern lassen. Weiters die Symmetrie – wie sind die muskulären Kräfte links und rechts verteilt – und als Drittes die daraus resultierende Stabilität. Koordination ist kein Schicksal, sondern das Ergebnis regelmäßigen Übens. Was für Kinder noch selbstverständlich sein sollte (z. B. Klettern, Springen, Balancieren), wird mit zunehmendem Alter immer schwieriger. Das Nervensystem ›verlernt‹, die Muskeln bei Bedarf situativ richtig, aber auch entsprechend dosiert anzusteuern. Dadurch wirken Bewegungen mitunter eckig, oft zu kraftvoll oder brachial. Die Muskeln arbeiten dabei in vielen Fällen sehr unökonomisch, da sie nicht schnell genug zwischen An- und Entspannung wechseln können. Deshalb haben auch Freizeitsportler aller Altersgruppen einen großen Nutzen davon, an ihrer Koordination zu arbeiten.

Koordinationstraining kann auch zu Hause mit geringem Aufwand durchgeführt werden. Einfachste Gleichgewichtsübungen wie z. B. der Einbeinstand auf einem Handtuch oder einem dicken Kissen gehören ebenso dazu wie die Einbeziehung eines Gymnastikballs für Übungen im Sitzen. Noch abwechslungsreicher und effektiver wäre das Training auf sogenannten Wackelbrettern. Dabei gibt es unterschiedliche Modelle. Auf jeden Fall sollte ein systematischer Aufbau der Stabilität und eine Verbesserung des Gleichgewichts garantiert sein.«

Prof. Dr. Christian Raschner

Register

Experten und Kontakt

Dr. Hermann Korte ist Ernährungswissenschaftler und passionierter Kraft-Dreikämpfer. Er leitet eine Firma für Kraftsportbedarf sowie ein Gym für ambitionierte Powerlifter und ist aufs Innigste vertraut mit Kniebeugen, Kreuzheben und Bankdrücken.
www.choiceofchampions.de oder www.k3k.de

Dr. Kurt A. Moosburger arbeitet als Internist, Sportarzt und Ernährungsmediziner in Hall bei Innsbruck. Er räumt gern mit Fitnessmythen auf und schwört selbst auf den Segen des Hanteltrainings.
www.dr-moosburger.at

Dr. Nicolai Worm ist Ernährungswissenschaftler und in Deutschland als Reformator der Ernährungspyramide von vielen Kollegen gefürchtet. Er favorisiert Hanteltraining und die Logi-Methode als optimale Kombination für ein nachhaltig fittes Leben.
www.nicolai-worm.de oder www.logi-methode.de

Ass.-Prof. Dr. Christian Raschner vom Institut für Sportwissenschaft an der Universität Innsbruck gilt als Koryphäe auf dem wackeligen Gebiet der Koordination und hantelt vorzugsweise auf labilem Grund.
http://sport1.uibk.ac.at/isw/twz/sites_de/team_raschner.htm

Literatur

Boeckh-Behrens, Wend Uwe/Buskies, Wolfgang: *Fitness-Krafttraining,* rororo, 2003 (7. Auflage)
Gottlob, Axel: *Differenziertes Krafttraining,* Urban & Fischer, 2001
King, Ian/Schuler, Lou: *Das Kraftpaket,* rororo, 2003
Manocchia, Pat: *Die Muskelbibel,* Südwest Verlag, 2007
Schönegge, Heike: *Bauch weg,* Südwest, 2004
Schönegge, Heike: *Brust, Beine & Po,* Südwest, 2005
Schwarzenegger, Arnold: *Bodybuilding für Männer,* Heyne, 2004
Verstegen, Mark: *Das Core Ausdauer-Programm,* Südwest Verlag, 2007
Verstegen, Mark: *Das Core Programm,* Südwest Verlag, 2006

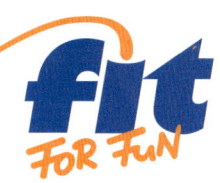

Online abonnieren + Prämie sichern!

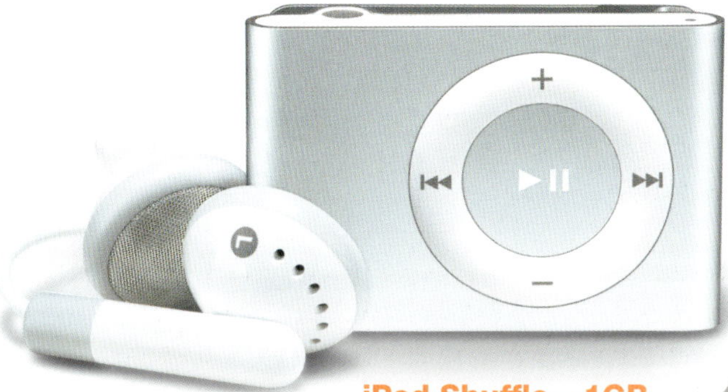

iPod Shuffle – 1GB

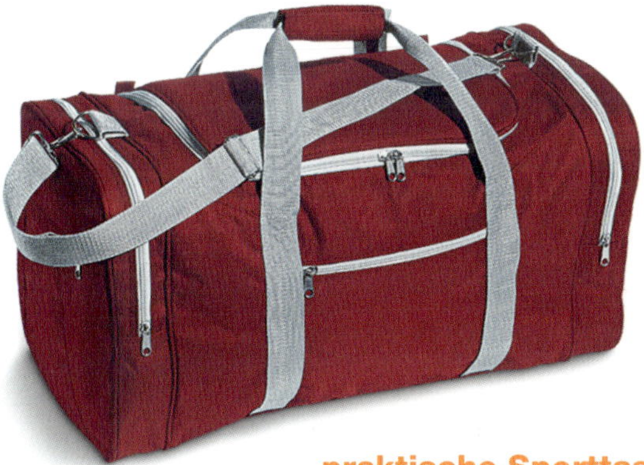

praktische Sporttasche

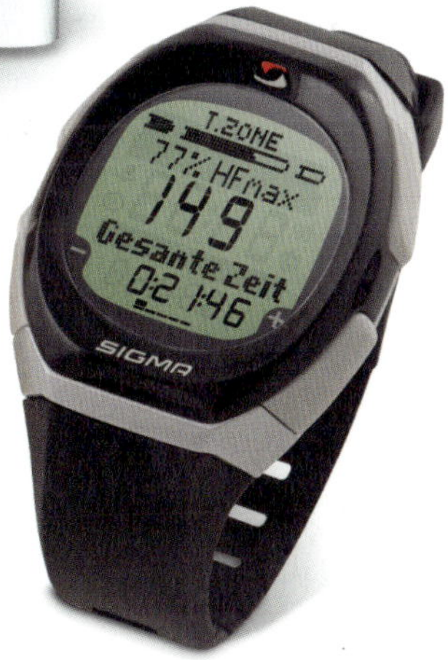

SIGMA Pulsuhr

ABO VORTEILE:

- über 6 % günstiger als am Kiosk
- kostenlose und zuverlässige Lieferung direkt ins Haus
- keine Ausgabe mehr verpassen
- plus Prämie nach Wahl

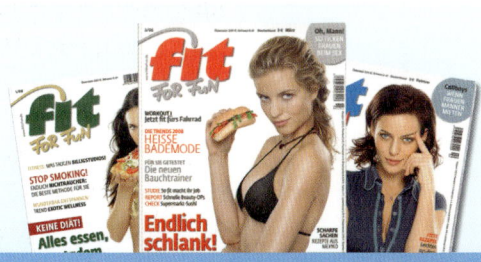

Viele weitere attraktive Prämien – jetzt online auswählen:

www.fitforfun-abo.de

Hinweis

Die Ratschläge in diesem Buch sind von Autor und Verlag sorgfältig erwogen und geprüft; dennoch kann eine Garantie nicht übernommen werden. Eine Haftung des Autors bzw. des Verlags und dessen Beauftragten für Personen-, Sach- und Vermögensschäden ist ausgeschlossen.

Redaktionsleitung
Silke Kirsch
Projektleitung
Sven Beier
Redaktion
Dr. Ulrike Kretschmer
Layout, DTP, Gesamtproducing
v|Büro – Jan-Dirk Hansen
Bildredaktion, Producing Fotoproduktion
Sabine Kestler
Korrektorat
Susanne Langer
Umschlag
R.M.E. Eschlbeck/ Kreuzer/Botzenhardt
Reproduktion
Artilitho, Lavis (Trento)
Druck und Bindung
Alcione, Lavis (Trento)

Printed in Italy

ISBN 978-3-517-08400-8
9817 2635 4453 6271

Impressum

© 2008 by Südwest Verlag, einem Unternehmen der Verlagsgruppe Random House GmbH, 81673 München

Bildnachweis

Fotografie: Nicolas Olonetzky, München
Haare/Make up: Birgit Schoenau, München
Fotos der Experten: Stefan Becker mit Ausnahme von Seite 117: Christel Lautenbacher
Cover: gettyimages/John Slater

Für die freundliche Unterstützung der Fotoproduktion danken wir:

Sport-Tiedje
Der Fitness-Fachmarkt
www.sport-tiedje.com
0800 - 20 20 277 (gratis!)

sowie
www.yogistar.com und Sport Scheck München